Pınar Çakan
Sedat Yıldız

Maternal Viral Mimetik Uygulanması: Dişi Sıçan Yavrularında Üreme

Pınar Çakan
Sedat Yıldız

Maternal Viral Mimetik Uygulanması: Dişi Sıçan Yavrularında Üreme

Türkiye Alim Kitapları

Impressum / Yayınevi adı
Bibliografische Information der Deutschen Nationalbibliothek: Die Deutsche Nationalbibliothek verzeichnet diese Publikation in der Deutschen Nationalbibliografie; detaillierte bibliografische Daten sind im Internet über http://dnb.d-nb.de abrufbar.

Deutsche Nationalbibliothek tarafından yayınlanan bibliyografik bilgiler: Deutsche Nationalbibliothek, bu yayını Deutsche Nationalbibliografie'de listeler; detaylı bibliyografik bilgi İnternet'te http://dnb.d-nb.de sitesinde mevcuttur.

Coverbild / Kitap kapağı resmi: www.ingimage.com

Verlag / Yayıncı:
Türkiye Alim Kitapları
ist ein Imprint der / yayınevinin bir ticari markasıdır
OmniScriptum GmbH & Co. KG
Heinrich-Böcking-Str. 6-8, 66121 Saarbrücken, Deutschland / Almanya
Email / E-posta: info@turkiye-alim-kitaplary.com

Herstellung: siehe letzte Seite /
Basım yeri: son sayfaya bakın
ISBN: 978-3-639-67308-1

Zugl. / Approved by: Malatya, İnönü Üniversitesi, 2013

TEŞEKKÜR

Yüksek Lisans eğitimim süresince, çalışkanlığı ve bilimsel titizliği ile örnek aldığım, bilgi ve deneyimlerinden yararlandığım, her zaman yardım ve hoşgörüsüyle destek olan ve tezimin geçekleşmesinde büyük katkı sağlayan değerli danışman hocam Sayın Prof. Dr. Sedat Yıldız'a;

Eğitimim süresince bilgi ve görüşleriyle beni aydınlatan bölümümüzün değerli hocaları; Sayın Prof. Dr. Hanifi Emre, Doç. Dr. Alaadin Polat, Doç. Dr. Süleyman Sandal, Doç. Dr. Halil Düzova ve Yrd. Doç. Dr. Ergül Alçin'e;

Tezimin; histolojik analizlernin yapılmasında yardımcı olan Histoloji-Embriyoloji Anabilim Dalı öğretim üyesi Sayın Prof. Dr. Nigar Vardı ve Arş. Gör. Azibe Yıldız'a, istatistiksel analizlerinin yapılmasında yardımcı olan Doç. Dr. Cemil Çolak'a;

Tez süresince, laboratuar çalışmaları başta olmak üzere birçok konuda destek ve yardımlarını esirgemeyen çok değerli arkadaşım araştırma görevlisi Tuba Tapan'a;

Tüm yaşamım ve eğitim hayatım boyunca yanımda olan ve bana güç veren aileme;

Çalışmamın gerçekleşmesinde maddi desteklerinden dolayı İnönü Üniversitesi Bilimsel Araştırma Projeleri Birimi'ne sonsuz teşekkür ve saygılarımı sunarım.

ÖZET

Çalışmanın amacı, fetal hipotalamusun gelişim sürecinde annenin geçireceği viral bir enfeksiyonun, bu annelerden doğan dişi yavrularda pubertal gelişim, östrus siklusları, üreme hormonları ve foliküloğenez gibi üreme parametrelerine etkilerini araştırmaktı. Bu amaçla, sıçanlarda fetal hipotalamik çekirdeklerin geliştiği dönemin başında (gebeliğin 12-13. günleri) ve sonunda (gebeliğin 14-15. günleri) gebe sıçanlara viral mimetik olarak 10 mg/kg dozunda sentetik çift zincirli RNA (ya da poliinosinik:polisitidilik asit, yani poli i:c) enjekte edildi ve bu annelerden doğan 10'ar tane dişi sıçan çalışmaya alındı. Kontrol grubu olarak, her iki dönemde poli i:c yerine serum fizyolojik enjekte edilmiş annelerden doğan dişi yavrular (sırasıyla n=10 ve n=9) çalışmaya alındı.

Yavrular sütten kesildikten sonra, vajinal açılma ve vajinal simir günlük olarak iki ardışık östrus siklusu gösterene kadar takip edildi. Alınan kan örneklerinde progesteron, folikül stimüle edici hormon (FSH), luteinizan hormon (LH) düzeyleri ölçüldü. Ovaryum dokusu da histolojik analizler için kullanıldı.

Maternal 12-13. günlerde poli i:c uygulaması; postnatal dönemde yavruların ağırlıklarını artırmış, pubertaya daha kısa sürede ulaşmaya neden olmuş ve yavrulardaki atretik folikül sayısını artırmıştır. Fakat 14-15. günlerde yapılan enjeksiyon aynı etkiyi göstermemiştir. Poli i:c uygulaması veya zamanlaması; çalışılan diğer parametreleri etkilememiştir ($P>0.05$).

Sonuç olarak, fetal hipotalamik çekirdeklerin gelişim döneminin başlangıç aşamalarında annenin geçirdiği viral bir enfeksiyonun, yavrularda vücut gelişimini hızlandırarak pubertaya kısa sürede ulaşmayı sağladığı ilk defa olarak belirlenmiştir.

Anahtar Kelimeler: Poli i:c, gebelik, yavru, puberta, östrus siklusu, hormon.

ABSTRACT

EFFECTS OF MATERNAL SYNTHETIC DOUBLE-STRANDED RNA ADMINISTRATION ON REPRODUCTIVE SYSTEM OF FEMALE RAT OFFSPRINGS

The aim of the study was to investigate the effects of maternal viral infection during a critical time window of fetal hypothalamic development on reproductive parameters such as pubertal development, estrous cycles, reproductive hormones and folliculogenesis in the female offspring. For that purpose, a viral mimetic (i.e. synthetic double strand RNA, namely polyinosinic:polycytidilic acid or poly i:c) was injected to the pregnant rats during the beginning (days 12-13 of pregnancy) or at the end of this time window (days 14-15 of pregnancy) and female pups born to these mothers were taken into the study (n=10 for each group). Simultenously, for control groups, other pregnant rats were injected with sterile saline solutions on days 12-13 or 14-15 and female pups born to these mothers were taken into study (n=10 and n=9 respectively for each group).

Following weaning of pups, vaginal opening and vaginal smearing was studied daily until when rats showed two sequential estrous cycles. Blood samples cellected was used for progesteron, follicle stimulating hormone (FSH) and luteinizing hormone (LH) analyses. Ovarian tissue was used for histologycal analyses.

Maternal poly i:c injection on day 12-13 of pregnancy increased body weight, reduced the time to puberty and increased the number of atretic follicles in the ovary when compared to its own control and to poly i:c injection on day 14-15. Neither poly i:c nor timing of injection did not affect other parameters studied ($p>0.05$).

In conclusion, it has been shown for the first time that maternal viral enfection during the beginning of fetal hypthalamic development might increase body weight and might hasten puberty in rats.

Key words: Poly i:c, pregnancy, offspring, puberty, estruos cycle, hormone.

İÇİNDEKİLER

SİMGELER VE KISALTMALAR DİZİNİ

AP-1	: Aktivatör protein-1
CTL	: Sitotoksik T lenfosit
dsRNA	: Çift zincirli RNA
ELISA	: Enzyme-linked immunosorbent assay
FSH	: Folikül uyarıcı hormon
GnRH	: Gonadotropin serbestleştirici hormon
HPA	: Hipotalamus-hipofiz-adrenal
HPG	: Hipotalamus-hipofiz-gonadal
IL-12	: İnterlökin 12
IL-6	: İnterlökin-6
IFN	: İnterferon
IFN-α	: İnterferon alfa
IFN-β	: İnterferon beta
LI	: Latent inhibisyon
LH	: Luteinizan hormon
MIA	: Maternal immün aktivasyon
MSS	: Merkezi sinir sistemi
NF-κB	: Nüklear faktör kappa beta
NK	: Doğal öldürücü
Poli i:c	: Poliinosinik-polisitidilik asit
PPI	: Prepulse inhibisyonu
RNA	: Ribonükleik asit
TLR	: Toll-like reseptör
TLR 3	: Toll-like reseptör 3
TNF-α	: Tümör nekroz faktör-alfa

ŞEKİLLER DİZİNİ

TABLOLAR DİZİNİ

1. GİRİŞ

Mikroorganizmalar, yeryüzünde hemen her yerde bulunmaktadır (1). İnsan vücudunda da mikroorganizmalar yüksek düzeyde ve çeşitlilikte bulunmaktadırlar. Örneğin insanlarda, mukozal alanlarda (özellikle sindirim sistemi) birbirinden farklı ve çok sayıda bakteri türü mevcuttur (2) Mikroorganizmalar insanlar üzerinde çok sayıda ve çeşitli enfeksiyon hastalıklarına neden olmaktadırlar (3).

Enfeksiyon hastalıkları, insanlık tarihi boyunca yaşamı tehdit eden önemli sağlık problemlerinden biri olmuştur. Dünyada yaşanan ölümlerin en sık nedenlerinden biri olmasının yanı sıra aynı zamanda sağlık giderlerini de önemli ölçüde artırmaktadırlar. Bu hastalıklara karşı her ne kadar mücadele edilse de maternal morbidite ve mortalite düşük ve orta gelirli ülkelerde son derece yüksek kalmıştır (3). Gebelik sırasında yaşanan enfeksiyonlar fetüste spontan düşük, ölü doğum, prematüre ve düşük doğum ağırlığı gibi olumsuz sonuçlara neden olabilmektedir (3).

Annenin bağışıklık sistemi gebelik boyunca optimum olarak düzenlenir. Bu güçlü immün yanıttan dolayı anne ve fetüs; patojen ve diğer çevresel uyaranlardan yeterince korunur (4). Enfeksiyon ya da herhangi bir enflamatuar uyarıcı varlığında annenin periferik immün sitemi tarafından oluşturulan sitokinler, plasental olarak yavruya geçer veya sitokinler fetal olarak üretilebilir (5, 6). İnflamatuar protein dengesinde oluşan değişiklikler ya da bozulmalar, gelişmekte olan beyni hasarlanmaya karşı duyarlı bir hale getirmektedir (4).

Fetüs ve bebekler viral enfeksiyonlara karşı yüksek bir duyarlılığa sahiptirler. Yaşamın erken dönemlerinde geçirilen sitomegalovirüs, herpes simpleks tip 2, solunum simpleks sinsityal virüsü ve insan immün yetmezlik virüs (HIV)'ü gibi çok sayıda viral hastalık; yaşamın ileriki evrelerinde geçirilen enfeksiyonlara göre daha şiddetli ve hızlı ilerleyen hastalık tablolarına neden olmaktadır (7). Viral enfeksiyonlara karşı artmış olan bu duyarlılığın sebebi olarak kabul edilen genel yargı ise immün sistemin olgunlaşmamış olmasıdır. Fakat ilgili mekanizmalar tam olarak anlaşılamamıştır (7).

Epidemiyolojik çalışmalar maternal enfeksiyonların, şizofreni ve otizm gibi hastalıkların görülme sıklığında artışa neden olduğunu göstermektedir (4). Maternal enflamasyonu müteakip, fetal dolaşımda proinflamatuar sitokin düzeyinin artışıyla karakterize olan sistemik bir fetal inflamatuvar yanıt meydana gelir (4). Enflammasyon sinyali muhtemelen kan-beyin bariyerini geçer ve nöroinflamatuar yanıtı oluşturur. Mikrogliyal aktivasyon bu süreçte merkezi bir role sahiptir ve gelişmekte olan beyinde eksitotoksik, enflamatuar ve oksitatif hasarı tetikler. Nöroinflamatuar hasar yalnızca beyni tahrip etmez aynı zamanda onun gelişimini de değiştirir (8).

Maternal dönemde annenin geçirmiş olduğu enfeksiyona bağlı olarak görülen maternal immün aktivasyon (MIA) genel olarak gelişmekte olan fetal beyin için zararlıdır. Bu veriler, daha önceki raporlarca da doğrulanmaktadır (9). Çünkü bu raporlarda, MIA'nın gebe farelerin yavrularında davranış ve gen-ekspresyon değişikliklerine sebep olduğu ifade edilmiştir. Yapılan bazı çalışmalara göre de; doğrudan fetüs infeksiyonundan ziyade MIA'nın, postnatal dönemde yavrularda şizofreni ve otizmi riskini artırdığı görülmüştür (5).

Viral mimetikler (örneğin sentetik çift zincirli RNA olan Poli inosinik:polisitidilik asit-poli i:c) immun sistemi güçlü bir şekilde uyarır ve enfeksiyon belirtileri oluşturur. Fareler ve sıçanlar üzerinde yapılan birçok çalışmada prenatal dönemde poli i:c'ye maruziyetin yetişkin yavru üzerinde nöroanatomik anormalliklere ve davranışsal sorunlara neden olduğu belirlenmiştir (10, 11, 12, 9, 5, 13, 14). Bu çalışmaların tümünde gebelikte geçirilen enfeksiyonun fetal beyni olumsuz yönde etkilediği belirlenmiştir.

Üreme sistemini düzenleyen ve denetleyen sistem hipotalamik çekirdeklerde yer almaktadır. Bu çekirdekler beynin diğer kısımlarından ve vücudun tümünden bilgiler alarak bu fonksiyonlarını yürütürler. Dolayısıyla, poli i:c gibi ajanların beyinde hasara veya sorunlara yol açması durumunda, hipotalamus tarafından yönetilen ve strese duyarlı olan üreme sisteminin etkilenmesi de oldukça olası gözükmektedir. Bu hipotez ile ilgili olarak literatürde herhangi bir çalışmaya rastlanılmamıştır.

Tez çalışmasında, gebelik döneminde viral mimetik kullanarak viral enfeksiyon modellemesi yapılan sıçanlarda, nöroendokrin sistem tarafından kontrol edilen üreme sisteminin etkilenme düzeyi dişi yavrularda araştırıldı. Bu amaçla, pubertaya erişme süresi ve ağırlığı, östrus sikluslarının düzeni ve ovaryum histolojisi bakıldı. Ayrıca pubertaya erişen yavrularda FSH, LH ve progesteron hormon düzeyleri ölçüldü.

2. GENEL BİLGİLER

2.1. Mikroorganizmalar ve organizma

Mikroorganizmalar çoğunlukla biyotik ve abiyotik alanlara bağlanmış karmaşık polimikrobiyal topluluklar olarak bulunmaktadırlar. Polimikrobiyal toplulukları mantar, bakteri ve virüsler oluşturur (2).

Mikrorganizmalar binlerce yıl boyunca hayatta kalarak ve gelişerek yaşamlarını sürdürmüşlerdir (1). Mikroorganizmaların insan vücudu üzerinde ve içinde de yaşamaktadırlar. İnsan mukozal alanlarında tahminen 600 ile 1000 arasında bakteriyel tür yaşamaktadır (2). İnsan vücudu mikroplarla mücadele eden ya da işbirliği yapan karmaşık bir ekosistemdir. Bu etkileşimler gastrointestinal sistemdeki bazı mikropların yaptığı gibi sağlığı destekleyebilmekle beraber hastalığı da teşvik edebilirler (15). Gastrointestinal sistemde yaşayan değişik türdeki ve çok sayıdaki mikroorganizma, organizmayla ortak bir yaşam kurarak sağlığın korunmasında önemli rol oynarlar (2,16). Öte yandan potansiyel olarak zararlı olan birkaç organizmada baskın gelerek hastalığa eğilimli bir durum oluşturabilirler (16).

2.1.1. Virüsler ve organizma

Virüsler, tüm dünyada merkezi sinir sistemi (MSS) enfeksiyonlarının önemli bir nedenini oluştururlar (17). Viral MSS enfeksiyonları hastalık belirtilerinin çok hızlı gelişmesi nedeniyle tedavisi zor olan hastalıkları oluşturmaktadırlar (17). Yaşamın erken dönemlerinde de viral en feksiyonlara önemli bir duyarlılık sözkonusudur. Örneğin fetal beyin, enfeksiyon ajanlara karşı oldukça savunmasızdır. Bu nedenle prenatal enfeksiyonlar çocuklarda şiddetli beyin hasarı ve disfonksiyonuna neden olmaktadır (18).

Gebelik döneminde enfeksiyona erken maruziyetin geç maruziyete oranla davranışsal ve nöroanatomik bozuklukları tetiklediği görülmüştür (19). Örneğin, insanlarda gebeliğin ilk 11 haftasında geçirilen kızamıkçık virüsü yaygın olarak kalp, göz ve MSS anormaliklerine neden olmaktayken, gebeliğin daha sonraki dönemlerinde (11-16. haftalar) yaşanan enfeksiyonların konjenital anomaliler ile sonuçlanması daha az olasıdır. Bu dönemde geçirilen enfeksiyonların işitme kaybı, mental retardasyon ve büyüme yetersizliğine neden olabileceği bildirilmiştir (18).

Silverman (2005) viral enfeksiyon sürecinde gerçekleşen olayları aşağıdaki şekilde sıralamıştır:

1. Virüsle enfekte olmuş hücrelerde, viral replikasyon sırasında çift zincirli bir RNA (dsRNA) üretimi meydana gelir.
2. Bu sinyal transkripsiyona ve tip 1 interferonların (IFN: IFN-α-IFN-β) serbestlenmesine neden olur.
3. Komşu hücreler viral replikasyona karşı direnç oluşturdukları için henüz enfekte olmamışlardır. Bu yüzden anti-viral yanıt başlar. Viral replikasyonun inhibisyonuna ek olarak tip 1 IFN'lar sitotoksik doğal öldürücüyü (NK) aktifler ve MHC sınıf 1 ekspresyonu artar.
4. Daha etkili antijen için $CD8^{+}$ sitolitik T hücreler (CTL) sunulur. NK hücreler, enfeksiyon sürecinde virüslere karşı erken doğal bağışıklığın temel öğelerinden birini oluşturur ve spesifik immün yanıtlar geliştirilir.
5. Litik fonksiyonlar, NK hücreler, IFN-gama (tip 2 interferon)'nın serbestlenmesi için interlökin 12 (IL-12) (makrofajlar tarafından salınır ve dendritik hücreler tümör nekrozis faktör alfa ile sinerjik etki yapar) tarafından uyarılırlar. Bu durum; T hücreler, daha fazla IFN-gama üretimi için aktive edilmeden önce enfeksiyonların kontrol edilmesinde çok önemlidir.
6. IL-12, IFN-gama ve $CD4^{+}$ T (IL-2 serbestlenmesi yolu ile) hücrelerin varlığında inflamatuar T hücrelerin gelişimi teşvik edilir. Makrofaj (IFN-gama salınımı ile) aktivasyonu yoluyla hücresel bağışıklık geliştirilir (Tablo 2.1., 20).

Tablo 2.1. Viral enfeksiyonlara karşı oluşan immün yanıt fazları (20).

	ERKEN FAZ **Doğal Aktivasyon ve Adaptif Yanıtların Oluşumu**	**ERKEN FAZ** **Doğal ve effektör hücre yanıt indüksiyonun inhibisyonu**	**GEÇ FAZ** **Uzun süreli bağışıklık geliştirilmesi**
Bilinen Hücresel ve Sitokin Yanıtlar	IFN-α/β ve/veya IL-12 üretimi ↓ ↓ NK hücre aktivasyonu -Öldürme -IFN-γ -Beyaz pulp ve nodüllere lenfositlerin göçü -Beyaz kan hücresi dağıtılması -Enfekte dokuların içine hücre göçü Diğer sitokin ekspresyonu -IL-6 -IL1 -TNF ↓ Viral düzenleme ve diğer sitokinlerin artması	T hücre aktivasyonu Sitokin ekspresyonu -Aktif TGF-β ↓ NK hücre yanıtların çözümü -IFN-γ, -IL-2 ↓ CTL aktivasyonu Viral temizleme Diğer sitokinlerin yükselmesi	Sitokin ekspresyonu -Aktif TGF-β artışı -IL-4 -IL-10 ↓ CTL yanıtların çözümü B hücre yanıtının aktivasyonu -Antikor üretimi Apoptoz ile T hücre yanıtlarının çözünürlüğü
Potansiyel Glukokortikoid Etkiler	Aracı hücrelerin yeniden dağıtımı Sitokin kaynaklı hastalıklara karşı koruma Kolaylaşan TGF-β ekspresyonu ile orta faza geçişin desteklenmesi	Sitokin ve T hücre yanıt düzenlemesi - IL-2 inhibisyonu ve IFN-gama ekspresyonu -IL-4 ekspresyonun düzenlenmesi	Sitokinlerin kontroli ile B hücre antikor üretimin desteklenmesi Apoptoz gelişimi

*TGF: Dönüştürücü büyüme faktörü, CTL: Sitotoksik T lenfosit.

İmmün sistem aktivasyonu sıçan, fare ve insanlarda yorgunluk ve fiziksel aktivitede azalmaya neden olmaktadır. Bu nedenle viral hastalık modelleri; değişmiş davranış çalışmaları ve hastalık durumunda görülen davranışları indüklemek için kullanılmaktadır (21). Merkezi sinir sistemindeki viral infeksiyonları başlıca; astrogliosis ve mikrogliosisler tetiklemektedir. Bu duruma pro-inflamatuvar sitokinler ve kemokinlerin artışı eşlik eder. Hayvan modellerinde taklitçi viral enfeksiyonlar benzer inflamatuvar yanıtlar oluşturmakta ve başlıca beyindeki mikrogliyal immun yanıtı güçlü bir şekilde uyarmaktadırlar (21).

2.2. Bir viral mimetik olarak çift zincirli sentetik RNA (Poli i:c)

Viral enfeksiyonların vücuttaki etkilerine ilişkin çalışmalarda canlı virusların kullanımı riskli olduğundan, bu tür çalışmaların tamamına yakınında viral mimetik adı verilen ve virusların vücuttaki etkilerini taklit eden (22) ajanlar kullanılmaktadır. Virüsler çoğalma işlemi sırasında çift zincirli RNA (dsRNA) üretirler (Şekil 2.1., 23, 24). Sentetik çift zincirli bir RNA'ya sahip olan (25) poliinosinik-polisitidilik asit poli i:c bu amaçla kullanılan viral mimetik ajanlardan biridir ve poli i:c olarak kısaltılmaktadır (26). Poli i:c eskiden beri bir interferon indükleyicisi ve tümör tedavisinde immün yanıtı uyarıcı etkili bir yardımcı madde olarak bilinmektedir (27). Viral enfeksiyonları stimüle etmek için sodyum tozu şeklinde kullanır.

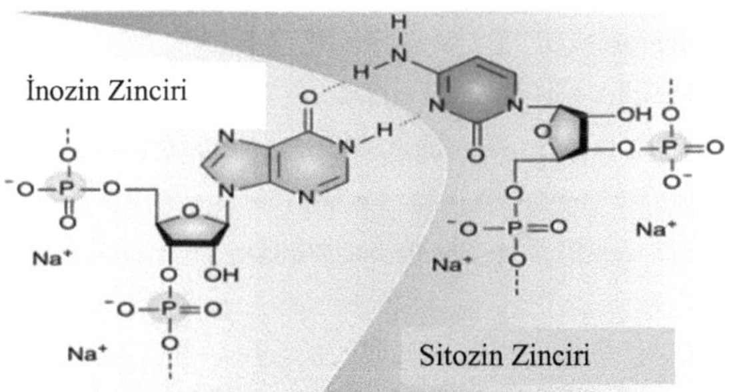

Şekil 2.1. Poli i:c'nin kimyasal yapısı (28). Poliinosinik-polisitidilik asit.

$(C_{10}H_{10}N_4NaO_7P)_x \cdot (C_9H_{11}N_3NaO_7P)_x$

Viral mimetik olarak kullanılan poli i:c'nin viral enfeksiyonlarla karşılaştırıldığında iki önemli avantajı vardır. Birincisi nonspesifik bir immün yanıt oluşturmasıdır. Yani spesifik antikor ve viral nükleik asit üretimi olmaksızın sitokin salınımı olmasıdır. İkincisi ise etkisinin zamanla sınırlı olmasıdır (yaklaşık 48 saatte sonlanır). Böylece nörogelişimin özel bir periyodu kesin olarak zamanlanabilir (29). Ayrıca güvenli ve tekrarlanabilir olması ve doz kontrolünün yapılabiliyor olması sahip olduğu diğer avantajlardır (30). Poli i:c eskiden beri tümür tedavisinde immün yanıtı uyarıcı güçlü bir yardımcı madde ve interferon indükleyicisi olarak kullanılıyor olunmasına karşın, etki mekanizması toll-like reseptör (TLR) keşfedilinceye kadar açıklanamamıştır (27).

2.2.1. Poli i:c ve TLR3 Aktivasyonu

TLR'ler transmembran protein üyeleridir. Bunlar bakteriyal ve viral kökenli moleküler motifleri tanır ve doğal immün yanıtı başlatırlar. TLR'lerin aktivasyonu temelde doğal immün yanıtı başlatır ancak kazanılmış immün yanıtı da indükleyebilir (27). TLR'ler, immün hücreler üzerinde (27), epitelyum (31) ve tümör hücrelerinde bulunmuştur (27). Ancak tümör hücrelerindeki rolleri tam olarak açık değildir (27). Ayrıca beyin üzerinde yapılan çalışmalarda astrositler ve mikrogliyalarda hem hücre yüzeyinde hem de hücre içinde TLR-3 reseptörlerinin bulunduğu belirlenmiştir (32).

Poli i:c, dendritik hücreler, makrofajlar ve B hücrelerin üzerindeki toll-like reseptör 3 (TLR 3)'ü aktive ederek doğal immün yanıtı uyarır ve sitokin salınımını stimüle ederek akut faz viral infeksiyonu başlatır (33, 34). TLR 3 ve diğer TLR'ler doğal immün yanıtı spesifik ligandlar ile bağlandıktan sonra üç ana transkripsiyon faktörü aktive ederek başlatırlar. Bu faktörler interferon düzenleyici faktör (IFR3, IFN5, IFN7), nüklear faktör kappa beta (NF-κB) ve aktivator protein-1 (AP-1)'dir (35, 36, 37). NF-κB ve AP-1 hedef genlerin geniş spektrumlu en önemli transkripsiyon faktörlerindendir. Hedef genlerin ekspresyonunu etkileyebilirler (27). Bu transkripsiyon faktörleri, inflamatuvar sitokinler, kemokinler ve interferonların transkripsiyonunu uyarırlar (27).

Bir transmembran reseptörü olarak TLR3'ün fonksiyonu, viral enfeksiyonu tanımak ve immün hücrelerde inflamatuar sinyalleri oluşturmaktır. TLR3, dsRNA'yı tanır ve NF-κB yolunu aktive eder (26, 38) (Şekil 2.2.)

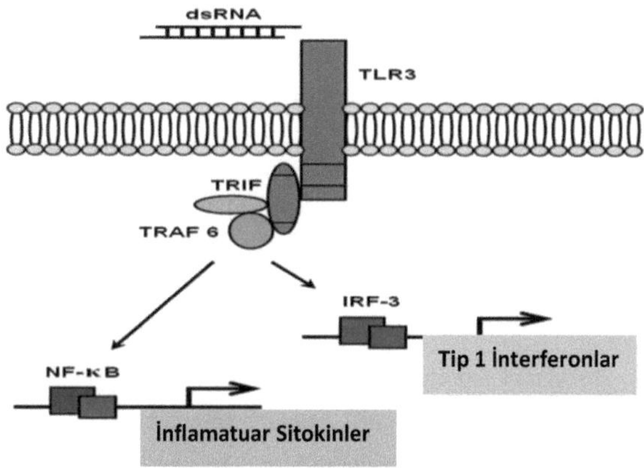

Şekil 2.2. Virüslerle veya viral mimetik kullanılarak oluşturulan enfeksiyon sürecinde sitokin ve interferon yanıtlarının oluşturulması ile ilgili yolaklar (20).

Sentetik çift zincirli RNA (dsRNA) veya poli i:c, transmembran protein toll-benzeri reseptör 3 (TLR3) tarafından tanındıktan sonra, TRIF (toll/IL-1, IFN-β) ve TRAF6 (TNF reseptör-ilişkili faktör 6) gibi adaptör proteinler TLR3'e bağlanır. Böylece transkripsiyon faktörleri NF-κB ve IRF-3 (IFN düzenleyici faktör 3)'ün aktivasyonuna neden olur (39). NF-κB hücreler, işgalci patojen ve tümörlere duyarlılık açısından önemli olmakla beraber doğuştan gelen lenfositlerdir (40). NF-κB yolunun aktivasyonu, IL-6, IL-12 ve TNF-α gibi çeşitli inflamatuar sitokinlerin indüksiyonu ile sonuçlanırken IRF-3'ün aktivasyonu ise tip 1 interferonların (IFN-α/β) indüksiyonuna neden olur (39). Böylece IFN-α ve IFN-β'nın üretimi ile karakterize olan doğal bir immün yanıtı indükler. INF-α ve β aktivitesinin, doğal ve kazanılmış bağışıklık arasında köprü oluşturmada önemli bir rol oynadığı görülmüştür (26, 38). Bu antiviral sitokinler viral replikasyonu inhibe ederler.

Hücresel immün yanıtı kolaylaştıran bu mediatörler virüsle enfekte olmuş hücrelerin temizlenmesi için gereklidir (38).

Sistemik olarak poli i:c uygulandıktan sonra; iki saat içinde pro-inflamatuvar sitokinlerden interlökin (IL)-6 tümör nekroz faktör (TNF)-α (41, 30) ve IL-1β'nın (41) plazma seviyeleri artar (Şekil 2.3), üç saat içinde ateş en yüksek düzeye çıkarak sekiz saat sonrasında başlangıç seviyesine geri döner. Ayrıca sıçanlarda kilo kaybı ve lökomotor aktivitede azalma (30, 42), hipotalamus-hipofiz-adrenal (HPA) aksını etkileyen yanıtlar oluşmaktadır (43).

2.2.2. Prenatal Poli i:c Uygulaması ve Postnatal etkileri

Epidemiyolojik çalışmalar, annenin gebelik sırasında geçirmiş olduğu enfeksiyonların yavrularda nörogelişimsel bozukluklar açısından ciddi bir risk oluşturduğunu göstermektedir (14, 44, 45). Çünkü maternal immün sistemin aracılık ettiği proinflamatuar sitokin seviyelerindeki artış fetal beyin gelişimini bozabilmektedir (28, 29). Gebelik esnasında annenin geçirmiş olduğu enfeksiyonlar, yavrunun ileriki yaşamında şizofreni ve otizm gibi şiddetli nöropsikiyatrik hastalıkların oluşumu açısından bir risk faktörüdür (19, 25, 46, 47) Kemirgenlerde prenatal enfeksiyonlar yavrularda prepulse inhibisyonu, lokomotor aktivite, latent inhibisyon, anksiyete, hafıza ve sosyal etkileşimde değişim ile ilişkili birçok psikiyatrik hastalıklara neden olabilmektedir (29).

(a)

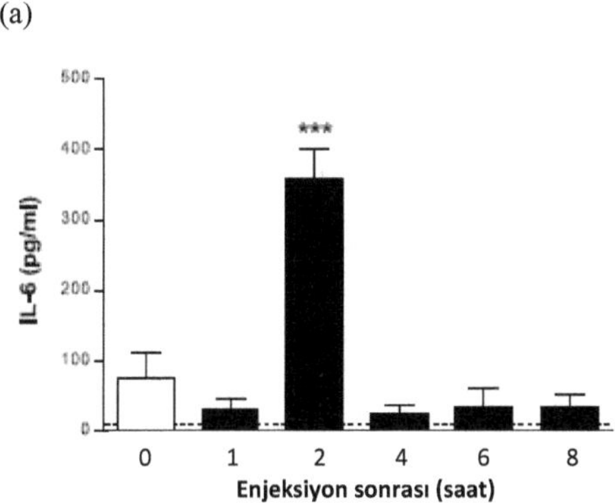

(b)

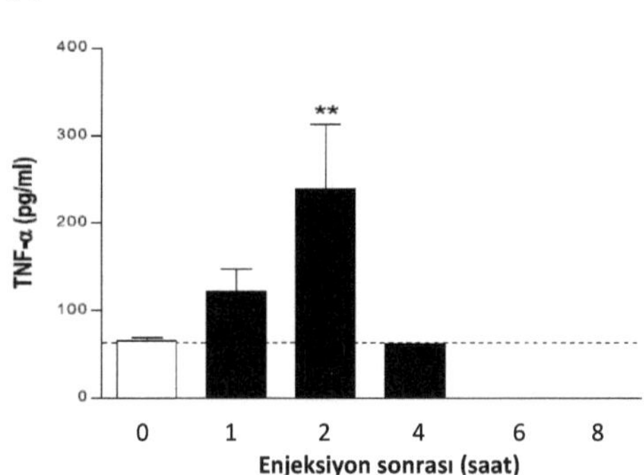

(c)

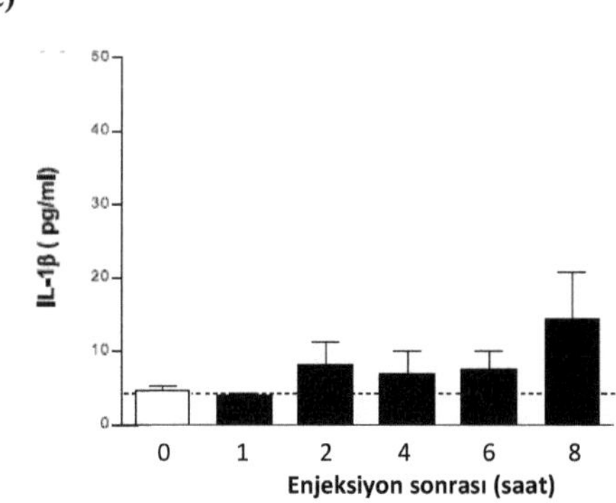

Şekil 2.3. Poli i:c enjeksiyonu sonrası plazma (a) IL-6, (b) TNF-α ve (c) IL-1β seviyesindeki değişiklikler (30).

Viral analoglar kullanılarak oluşturulan non-spesifik aktivasyonlu maternal immün yanıtın, yavrularda davranışsal fenotipik değişimlere neden olduğu görülmüştür (6). Ayrıca viral analoglara erken maruziyet geç maruziyete oranla daha geniş davranış bozuklukları ve nöroanatomik bozuklukları tetiklemiştir (39). Embriyonik 9. ve 17. günlerde poli i:c kullanılarak yapılan çalışmalarda akut sitokin yanıtlarına ilaveten davranış bozuklukları ve nöropatolojik sorunlar belirlenmiştir (45). Gebelikte poli i:c modelinin sitokinlerin üretimine bağlı olarak anormal beyin gelişimine neden olabileceği anlaşılmıştır. İnflamatuvar sitokinler ve sinir sistemindeki nörotrofinler arasındaki ilişkilere dair kanıtlar da giderek artmaktadır (14).

Poli i:c'nin kullanımı maternal immün yanıtı oluşturmakta ve annenin immün sistemi tarafından pro-inflamatuar sitokinler salınmaktadır. Bu durum fetal beyin gelişiminde değişikliklere neden olabilmektedir. Poli i:c kullanımı uzun dönemli davranış ve farmakolojik değişikliklere, latent inhibisyon (LI) kaybına sebep olmuştur (9, 48) Daha önce fareler üzerinde yapılmış olan birçok çalışmada prenatal dönemde poli i:c'ye maruziyetinin yetişkin yavru üzerinde davranışsal ve nöroanatomik anormalliklere neden olduğu doğrulanmıştır (25). Konuyla bağlantılı özet literatür bilgisi Tablo 2.2.'de sunulmuştur.

Tablo 2.2. Gebelik döneminde poli i:c enjekte edilen deney hayvanlarının yavrularında gözlenen etkiler (5, 9, 10, 11, 12, 13, 14, 25, 28, 34, 49, 50, 51, 52, 53, 54, 55, 56).

Yazar- Yıl	Tür	Günü	Dozu/yolu	Cinsiyet	Gözlenen bulgular
Zuckerman ve Weiner (2005)	Sıçan	15, 17	4mg/kg, iv.	♂	Yetişkin yavrularda uzun dönemli anorrmal davranışlar, latent inhibisyon kaybı
Gilmore ve ark. (2005)	Sıçan	16	20 mg/kg ip.	♀ ve ♂	Maternal plazmada TNF-α↑, plasenta ve fetal akciğer/dalakda ↓, beyin kökenli nörotrofik faktör (BDNF) plasentada↓ve fetal akciğer/dalak ↓
Smith ve ark. (2007)	Sıçan	12, 5	20 mg/kg, ip.	♀	Yetişkin yavrularda PPI eksikliği, IL-6 ve IL-1β ↑, LI eksikliği, davranışsal değişim
Wolff ve ark. (2008)	Sıçan	15	4.0 mg/kg, iv.	♀	Maternal immün aktivasyonu oluşması, prepulse inhibisyonu (PPI) bozabilir
Meyer ve ark. (2008)	Fare	9, 17	5mg/kg iv.	♀ ve ♂	Orta ve geç gebelikte fetal beynin nöron sayısında↑, yavruların beyinlerindeki çoklu nörotransmitter seviyelerin uzun dönem değişimİ
Bitanihirwe ve ark. (2010)	Fare	17	5 mg/kg, iv.	♀ ve ♂	Sosyal etkileşimde azalma, anormal latent inhibisyon, şizofreni
Joari ve ark. (2010)	Fare	16	5 mg/kg,iv	♀	Neonatallarda erken lökomotor gelişiminde ve yetişkin yavrularda PPI bozukluğu, fetal serebral korteks hücrelerinde defektiv proliferasyon
Mandal ve ark. (2010)	Fare	12	20mg/kg ip.	♀ ve ♂	IL-6, IL-1β, IL-12 seviyelerinde↑
Yee ve ark. (2011)	Sıçan	15	4.0mg/kg iv.	♀ ve ♂	Yavruların ortalama boyutu↓,ağırlıkları↑, gebe ratlarda %22.7 oranda düşük görülmesi, yetişkin yavrularda PPI yogunluğunda yetersizlik
Piontkewitz ve ark. (2011)	Sıçan	15	4mg/kg iv.	♀ ve ♂	Postnatal beyin olgunlaşmasının engellenmesi, davranış anormalliklerinde↑, latent inhibisyon bozukluğu
Bronson ve ark. (2011)	Sıçan	14	8 mg/kg, ip.	♀ ve ♂	Maternal kilo kaybı, yavrularda beyin gelişiminde etkilenme
Soumiya ve ark. (2011)	Sıçan	15	4 mg/kg iv.	♀ ve ♂	Postnatal beyin olgunlaşmasının engellenmesi, davranış anormalliklerinde↑, latent inhibisyon bozukluğu
Zhang ve ark. (2012)	Sıçan	15	4 mg/kg iv.	♂	Davranış ve öğrenme değişikliği
Forrest ve ark. (2012)	Sıçan	14,16,18	10 mg/kg ip.	♀ ve ♂	Yavrularda, nöronal gelişim ve sinaptik iletimde etkilenme
Deslauriers ve ark. (2013)	Fare	12	? ip.	♀ ve ♂	Pubertal yaşlarda PPI yetersizliği
Mandal ve ark. (2013)	Fare	12	10 mg/kg ip.	♀ ve ♂	Amniotik sıvıda IL-6,10,12 seviyelerinde↑,yetişkin yavrularda anormal davranışlar
Willi ve ark. (2013)	Fare	9	5mg/kg iv.	♂	Yetişkin yavrularda şizofreni veya bipolar hastalıklara ilişkin belirtiler
Tang ve ark. (2013)	Fare	9	5mg/kg ip.	♀ ve ♂	Yetişkin yavrularda anormal davranışlar

2.3. Hipotalamus

Omurgalılarda beynin mediobazal bölgesinde bulunan hipotalamus, hipofiz bezinin dorsalinde talamusun da ventralindedir ve optik kiazmadan mamiller cisimciğe kadar uzanır (57). Preoptik, anterior, tuberal ve mammiller olmak üzere dört farklı rostral-kaudal bölgeye ayrılmıştır. Aynı zamanda medialden laterale kadar periventriküler, medial ve lateral olmak üzere üç bölgeye ayrılır (57).

Hipotalamus, hipofiz hormonu sentezi ve salgılanması, otonom sinir sistemi aktivitesi, enerji alımı ve harcanması, vücut ısısı, üreme ve davranışlar gibi çeşitli fizyolojik fonksiyonları etkiler (57). Nöroendokrin sistemin de ana eksenini oluşturur. Bu nedenle hipotalamusun önemli görevlerinden birisi de hipofiz bezi aracılığı ile beyin ve endokrin sistem arasındaki bağlantıyı sağlamaktır (58).

2.3.1. Nöroendokrin Hipotalamusun Fonksiyonel Anatomisi

Hipotalamus ve hipofiz bezi nöroendokrin sistemin ana aksını oluştururlar (58). Bu nöroendokrin sistem beyin ve çevreden gelen sinyalleri birleştirerek vücut büyümesi, davranış, üreme ve metabolizma için gerekli olan hormonların sentez ve salgılanmasını kontrol eder ve üretirler (58). Hipotalamus, hipofizin arka lobunu uyarıp oksitosin ve antidüretik hormon salgısına kontrol ettiği gibi aynı zamanda hipofizin ön lobundaki beş farklı hücre türünü (tirotroplar, somatotroplar, kortikotroplar, laktotroplar ve gonadotroplar) etkileyerek tiroid uyarıcı hormon (TSH), büyüme hormonu (GH), adrenokortikotropik hormon (ACTH), prolaktin (PRL), FSH ve LH'ı üretirler (58).

Erişkin overindeki birçok olay FSH ve LH tarafından kontrol edilir. Bu hormonlar da hipotalamusta gonadotropin salgılatıcı hormon (GnRH)'un kontrolü altında ön hipofiz bezinden salgılanırlar (56). GnRH hücreleri nöroendokrin nöronlar arasında önemli bir sınıfı temsil eder. GnRH üreme aksının merkezi düzenleyicisidir (60, 61). Başlıca fonksiyonu hipofizden gonadotropin salgılanmasını uyararak gonadlarda gametogenez ve steroid sentezini uyarmaktır (60). GnRH nöronlarının üretimi sıçanlarda embriyonik 12. gün zirveye çıkmaktadır İlk nöroendokrin hücreler ise embriyonik 11-12. günler arasında oluşmaktadır (62) (Tablo 2.3.).

Tablo 2.3. Sıçanlarda hipotalamus tarafından ön hipofiz bezini uyaran serbestletici hormonların üretildiği nöron gruplarının embryonik dönemde ortaya çıktıkları gün aralığı (tespit edildikleri gün) ve zirve yaptıkları gün (62).

Nöron grubu (ürettiği hormon)	Ortaya çıktığı gün aralığı	Zirve
Kortikotropin Serbestletici hormon (CRH)	e 12-e 14	e 13
Büyüme Hormonu Serbestletici Hormon (GRH)	e 11-e 15	e 13
Somatostatin (SS)	e 12-e 15	e 13
Tiroid Hormon (TH)	e 11-e 15	e 12
Tirotropin Serbestletici Hormon (TRH)	e 12-e 14	e 12
Gonadotropin Serbestletici Hormon (GnRH)	e 11-e 12	e 12

Hipotalamusta bulunan her fenotipten hücreler, medyan eminense damarsal olarak aksonal bir projeksiyon gönderirler (Şekil 2.2.). Serbestletici hormonlarla zenginleştirilmiş kan, hipotalamus-hipofiz portal sistemi tarafından emilir ve ön hipofiz bezinin sinüslerine taşınır (62). Hormonların üretimini uyarıcı ya da baskılayıcı özelliklere sahip olan bu hormonlar, venöz sinüsler içerisine dağılarak ön hipofiz lobundaki hormonların yapımını uyarırlar (veya somatostatinde olduğu gibi baskılarlar) (62).

Bir folikül üç farklı kısımdan oluşur: Bir oosit ve iki çeşit somatik hücreden (granüloza ve teka hücreleri) oluşur. Bir granüloza hücre, kümülüs granüloza ve mural granüloza olarak; bir teka hücresi ise internal ve eksternal olarak sınıflandırılır (65). Kenny (2005)'e göre foliküller bazı kriterlere göre sınıflandırılırlar: Primordiyal foliküller, birkaç yassı epitel granüloza hücreleri ile çapı 25 µm'den daha küçük oositlerden oluşurlar. Primer foliküller, kübik granüloza hücrelerle çevrelenen tek tabakayı tamamlamak için kübik granüloza hücrelerin bulunduğu oositlerdir. Sekonder foliküller, bir antrum oluşumu olmaksızın çok katmanlı granüloza hücrelerden oluşurlar. Erken antral foliküller görülebilir bir antrum şekillenmesi oluşmuştur ve folikül çapları 300 µm'den daha küçüktür. Antral foliküller, oositlerle çevrelenen farklı bir kümülüs granüloza hücre tabakasına sahiptirler ve folikül çapları yaklaşık 400 µm kadardır. Atretik foliküllerde ise piknotik hücresel bulgular mevcuttur (66).

Ovaryen folikül gelişimi ovulasyona uğrayacak follikülün seçilmesini ve büyümesini içerir ve bu işlevde çeşitli endokrin, parakrin ve otokrin faktörler koordineli bir şekilde etki gösterirler (65). Preantral foliküler gelişim üç aşamada incelenebilir. Primordial folikül aktivasyonu, primer foliküllerin sekonder foliküllere geçişi ve periantral aşamanın görülmesidir (64). Tekal hücrelerin ortaya çıkmaya başlamasıyla ve sekonder foliküllerin oluşmasından sonra granüloza tabakalarla çevrelenmiş bir tabaka şekillenir (67). Olgun tekal hücreler ile antral foliküller ve tekal tabaka içinde bir vasküler ağ daha sonra şekillenir. Ovulasyon ise daha gelişmiş antral foliküllerden meydana gelir (65). Foliküllerin büyük çoğunluğu, atrezi olarak isimlendirilen dejeneratif bir süreç geçirdikleri için preovulatuvar aşamaya ulaşmada başarısızlardır (65). Primordiyal foliküllerin bir kısmı puberteden sonra dişi üreme yaşam süresi boyunca her bir östrus siklusunda ovulasyon için büyümeye başlar fakat bunların birçoğu dejenere olarak yok olur (65).

Primordial germ hücreler, ileri embriyonik dönemde oogonia oluşturmak için gonadlara göç ederler. Doğumda sıçan overi kordonlar ve oogoniadan oluşur (68). Primordial foliküller gelişimlerini doğumdan sonra yaklaşık olarak üçüncü günün sonunda tamamlarlar (69). İlk folikül dalgasının antral foliküle kadar gelişimi yaklaşık olarak üç haftayı bulur. İyi gelişmiş bir sekonder folikül yaklaşık olarak yedi günlük iken görülür. Ovaryan hücrelerde minimal düzeyde apoptosis, erken antral foliküllerin görüldüğü 18. güne kadar görülebilir (68).

Evcil hayvanları da içeren birçok türde gonadotropinler antral foliküller gelişim için gereklidir (70). FSH ve LH, GnRH tarafından oluşturulan uyarı ile salgılanan hipofiz gonadotropinlerdir. Bu gonadotropinler, foliküler seçimi kontrol ederler ve geribildirim döngüsü yoluyla salınımları düzenlenir. Ayrıca FSH özellikle foliküler büyümeyi kontrol eden hormondur (70). Antral aşamada atretik dejenerasyon altındaki foliküllerin çoğunluğu puberteden sonra oluşan döngüsel gonadotropin stimülasyonu altında preovulatuar aşamaya ulaşır (68). Atrezi, follikülogenezis boyunca herhangi bir zamanda oluşabiliyor olmasına rağmen foliküllerin çoğunluğu antral aşama boyunca atretik olurlar. Sadece birkaç folikül ovulasyon için seçilir (65).

Ovulasyon için seçilen ve Graaf adını alan bu foliküller, üreme yaşındaki dişilerde döngüsel yumurtalık östrojen salgısının önemli kaynağıdır (71). Teka ve granüloza hücreler, her üreme döngüsü boyunca preovulatuvar gonadotropin dalgalanmalara cevaben korpus luteum olurken baskın Graaf follikülü yumurtalık foliküller üreme için olgun oositlerin salınımıyla ovulasyonu oluştururlar (71) (Şekil 2.3.).

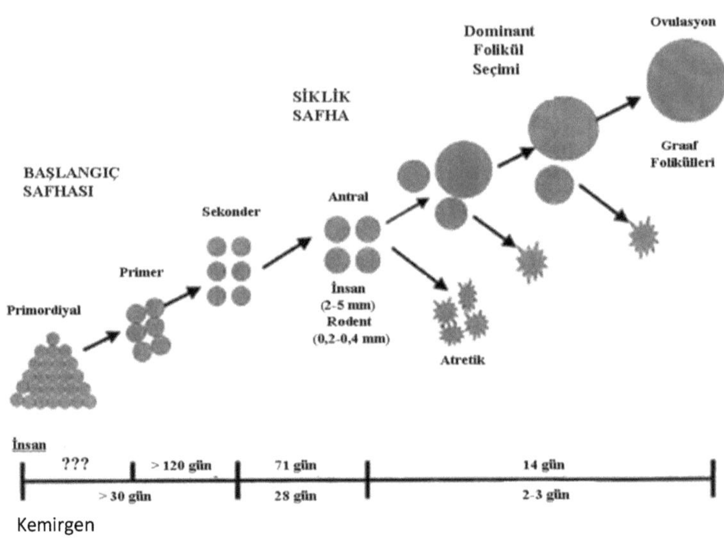

Şekil 2.5. İnsan ve sıçan overlerinde folikül üretimi ve seçimi (68).

McGEE (2000)'e göre insan ve sıçan overlerinde folikül üretimi ve seçimi şu şekildedir: Primordial foliküller, primer foliküllerin büyüyen havuzuna girmek için ilk üyeliğe geçerler. Bu durumun doğal süreci uzun süreli olması nedeniyle bu adım için gerekli olan süre bilinmemektedir. İnsanlarda, sekonder foliküllerin antral aşamaya geçmesi için gereken süre 71 gün iken, primer foliküllerden sekonder folikül aşamasına ulaşmak için 120 günden daha fazla süre gereklidir. Döngüsel seçim sürecinde FSH'da meydana gelen artışlar, bir grup antral folikülün (2-5mm çap) apoptoza uğramasını engeller. Bu grup arasında dominant bir folikül, östrojenin yüksek seviyelerde salgılanması ve inhibinlerin hipofiz FSH salgılanmasını baskılaması ile lider olarak ortaya çıkmaktadır. Sonuç, gruptan geriye kalanların negatif bir seçimidir. Buna bağlı olarak lokal büyüme faktörleri artar ve damarlanma baskın folikülün pozitif seçimine izin verir. Böylece nihai büyüme ve nihai ovulasyon sağlanmış olur. Döngüsel seçim sürecinde, antral bir folikülden baskın bir Graaf folikülünün gelişimi yalnızca iki hafta alır. Sıçanlarda folikül gelişim süresi, insan follikülleri için ihtiyaç duyulandan çok daha kısadır. Sekonder bir folikülün erken antral aşamaya ulaşması gerekli olan süre yaklaşık 21 gün iken, bir primordial folikülün sekonder aşamaya gelişimi için 30 günden daha fazla süre gereklidir. Foliküller, erken antral (0.2-0.4 mm çap) aşamaya ulaşır ulaşmaz döngüsel seçime tabi tutulurlar. Preovulatuvar foliküllere gelişim için ise sadece 2-3 güne ihtiyaç duyarlar (68).

2.5. Puberte

Puberte, memeli türlerinde cinsel olgunlaşmanın meydana geldiği ve üreme yeteneğinin geliştiği önemli bir süreçtir (72). Normal pubertal gelişim, hipotalamus/hipofiz/gonadal aksın aktivasyonunu gerektirir. Bu süreç sıçanlarda ilk ovulasyona ve 33. gün civarında ilk östrus sikluslarının gözükmeye başlamasına neden olur (73). Morfolojinin değişimiyle karakterize olan bu dönemde, adrenal bezde de olgunlaşma süreci başlar ve steroid sentezinde artış görülür (74). Puberte kademeli olarak iki fazda gerçekleşmektedir. Bunlardan birincisi cinsiyet organlarının gelişmesi ikincisi ise ilk ovulasyon ve östrustur. Germ hücrelerinin serbestlenmesi ovulasyona yol açmaktadır (75).

Dişi kemirgenlerde pubertanın başlangıcı, vajinal açılma ve ilk östrus yaşı olarak değerlendirilmektedir. Çünkü vajinal açılma, gonadotropinlerin ilk preovulatuvar dalgalanmasından sonraki gün oluşur (72). Dişilerde puberte özellikle östrojen başta olmak üzere hormonal değişimlerden etkilenir (76). Memelilerde pubertenin başlaması için gerekli olan nöroendokrinel anahtar olay, hipotalamusdaki GnRH nöronlarından, GnRH'ın pulsatil salınımında sürekli bir artış olmasıdır (77). Buna karşın pubertanın başlangıcını içeren nöroendokrin mekanizmalar karmaşıktır ve tam olarak anlaşılamamıştır (76).

Perinatal dönemde maruz kalınan çevresel faktörler organizma gelişimini önemli derecede değiştirebilir ve bu durum yapısal, fonksiyonel ve/veya hücresel değişikliklerle sonuçlanabilir (72). Bu nedenle erken prenatal ve neonatal gelişim boyunca yaşanan değişiklikler bireyin ileriki yaşamında pubertal zamanlamayı değiştirebilir (72). Fetal ve neonatal gelişim periyotları özellikle hassas dönemlerdir. Bu dönemlerde dış etkiler doku biçimlenmesini ve sinyallerini bozabilir (78). Çünkü gelişmekte olan organizma, yetişkinlerin sahip olduğu, DNA onarım mekanizmaları, tam gelişmiş bir immün sistem, sağlam bir kan-beyin bariyeri, detoksifiye edici enzimler ve olgun bir karaciğer metabolizmasına sahip değillerdir (79, 80). Ayrıca nöroendokrin döngü için hücre farklılaşması erken prenatal yaşamda başlamasına rağmen doku farklılaşması ergenlik sonrasına kadar devam eder (72). Pubertada hipotalamus-hipofiz-gonadal (HPG) ve HPA aksının doğru çalışması için sinyal yolları, perinatal gelişim boyunca kurulur. Vücut ağırlığı, diyet, ilaçlar ve kimyasallar gibi çevresel faktörlere maruziyet, endokrin sinyal yollarının olgunlaşmasını bozabilir ve ileriki yaşamda olumsuz sonuçlara neden olabilir (72, 81). Erken ve geç puberta görülen olumsuz sonuçlardan bazılarıdır. Pubertadaki değişiklikler dişilerde, deney hayvanlarında vajinal açılma yaşına, östrus başlangıcına, östrus döngüsüne bakılarak değerlendirilebilir (82).

Uygun zamanda pubertaya ulaşamama önemli bir sağlık problemidir. Örneğin erken puberte, Amerika Birleşik Devletleri ve diğer ülkelerde önemli bir sağlık sorunudur. Yapılan son çalışmalarda kızlarda puberta başlama yaşının ilerleyici bir şekilde kısaldığı rapor edilmiştir (82). Bu konuda gonadların gelişiminin erkenden tamamlanması veya HPG aksının erkenden olgunlaşması üzerinde durulmaktadır (82). Bu duruma, genetik, endokrin ve çevresel faktörler arasındaki karmaşık etkileşimin sebep olduğu düşünülmektedir. Çünkü erken puberte, yetişkinlerde olumsuz sağlık sonuçları ile bağlantılıdır (72). Erken pubertaya ilişkin olumsuz sonuçlar Tablo 2.5.'de verilmiştir.

Tablo 2.5. Pubertaya erkenden ulaşmanın oluşturduğu risk faktörleri (72).

Sağlık Riski
İskelet olgunlaşmasının hızlanması ve yetişkin boyun kısa kalması
Erken cinsel ilgi; sigara içme, alkol ve uyuşturucu kullanma gibi davranışlar
Psikososyal ve davranışsal zorluklar
Obezite ve yeme bozuklukları
Tip 2 diyabet ve insülin direnci
Kardiyovasküler hastalık ve hipertansiyon
Artan meme ve üreme kanserleri
Astım
Polisistik yumurtalık sendromu
Depresyon

2.6. Östrus Siklusu

İlk kez Stockard ve Papanicolaou 20. yüzyılın başlarında kobayların vajinal lümeninin epitelyum hücrelerinde görülen ritmik değişiklikleri keşfetmelerinden birkaç yıl sonra Long ve Evans sıçanlarda östrus döngüsünü karakterize eden dönüm noktası bir çalışma yayınladılar (83). Bu yöntem, hem üreme döngüsünün incelenmesinde hem de üreme toksikoloji çalışmalarında yardımcı bir yöntem olarak kullanılmaktadır (83).

Sıçanlarda farklı östrus siklusu evreleri vajinal simir yöntemi ile güvenilir bir şekilde tanımlanabilmektedir. Bu nedenle vajinal sitoloji dişi hayvanlarda evreleme için altın standart olarak düşünülmektedir (84). Vajinal duvardan alınan sürüntü ya da vajinal yıkama sonucu elde edilen preparatlar üzerinde her bir faz ile ilintili hücre tiplerinin tanımlanması esasına dayanmaktadır (85).

Bilimsel anlamda yapılan çalışmaların güvenilebilir olabilmesi için kullanılacak deney hayvanlarının yapılan çalışmalar için uygunluk göstermeleri gerekmektedir. Dişi sıçanların kısa östrus siklusu uzunluğuna sahip olmaları, onları üreme döngüsü boyunca oluşan değişimleri araştırma yapmak için uygun deneysel laboratuvar hayvanları yapmaktadır (86). Sıçanlarda ortalama ömür 2 ile 3 yıl arasındadır. Bu süre; stres, cinsiyet, genetik altyapı, sağlık, hastalık durumu ve barınma koşulları gibi faktörlere bağlı olarak değişebilmektedir. Yaklaşık iki aylık olduklarında her 4-5 günde bir ovulasyon olur ve östrus siklusu görülür (84). İlerleyen yaşla beraber dişi sıçanların düzenli östrus siklusu sürdürme yetenekleri ve fertil gebelik sayılarında ilerleyici bir azalma olur. Orta yaşın başlarında birçok dişide düzenli sikluslar yerine uzamış ve düzensiz sikluslar görülür. Kısa bir süre sonra yaşlanma sürecine girmiş olan bu dişilerde anovulasyonun bir sonucu olarak uzamış östrus fazları görülür (87).

Sıçanlarda östrus döngüsü, tipik olarak vajinal orifis açıldıktan hemen sonra başlamakla beraber bu dönem postnatal 32 ve 36. günler arasında oluşma eğilimindedir. Vajinal açılma günlerinde bazı farklılıklar olabilmekle beraber başlangıç döneminde bazı düzensiz döngüler de görülebilmektedir (83).

Sıçanlarda östrus siklusu; östrus (Ö), proöstrus (P), metöstrus (M) ve diöstrus (D) olmak üzere 4 fazdan oluşmaktadır. Östrus 9-15 saat, metöstrus 14-18 saat, proöstrus yaklaşık olarak 12 saat ve diöstrus fazıda 60-70 saat sürmektedir. Östrus siklusu süresince uterus, yumurtalık, vajina mukuzası, davranış ve hormon seviyelerinde değişiklikler görülmektedir (84, 88, 89,). Tablo 2.6.'da Östrus siklus evrelerinin sınıflandırılması vajinal yayma ve ovaryumdaki değişikliklere göre verilmiştir.

Tablo 2.6. Gebelik öncesi normal bir sıçanda, östrus döngüsü süresince vajinal yayma ve ovaryumdaki degişiklikler (90).

		DÖNEMLER				
		Proöstrus	**Östrus**	**Metöstrus-1**	**Metöstrus-2**	**Diöstrus**
Yaymadaki hücre tipleri*	Epitelyal	+	+	0	+++	+
	Keratinize	+	++	+++	+++	0
	Lökositler	+	0	0	+++	+
Ovaryum Morfolojisi		Folikül sıvısıyla dolu geniş foliküller; yüzey epiteli ve foliküler hücrelerde birkaç mitoz.	Ovulasyon; yüzey epiteli ve foliküler hücrelerde aktif mitozlar.	İlk korpus luteum görülür; birçok folikül atreziye girer.	Korpus luteum gelişir; yüzey epiteli ve foliküler hücrelerde mitoz azalır.	Dönemin sonuna doğru foliküllerde hızlı büyüme görülür.

0= Hiç yok; += az sayıda; ++= normal sayıda; +++= çok sayıda.

Proöstrus fazında vajina açılır. Dokular kırmızımsı-pembe renkte olup nemlidir. Çok sayıda uzunlamasına kıvrımlar ya da çizgiler hem dorsal hemde ventral dudaklarda görülür (85). Korpus luteum genellikle dejeneredir. Fibroz doku merkez kavitede çoğalır (91). Bu aşama boyunca vajina epitelyumu, yüzeyinde olgunlaşmış hücrelerin 9-12 tabakasından oluşur. Bu faz, mikroskop altında sıklıkla granüler görünüme sahip çekirdekli epitel hücrelerin oluşturduğu yuvarlak kümelerin varlığı ile tanımlanır (83). Vajinal sitolojide ağırlıklı olarak eşit boyutta çekirdekli epitel hücreleri (92) birkaç tane kornifiye epitel hücresi ve birkaç lökosit görülür (84). Fazın sonunda olgun epitelyum hücre tabakasının yüzeyi dokülür ve straum korneum görülür.

Östrusda vajinal belirtiler proöstrustakine benzerdir ancak dokular hafif pembe olup daha az nemlidir ve çizgiler de daha belirgindir (85). Bu faz düzensiz şekillerin görünümü ile ayırtedilir (92). Dejenere korpus luteumlar yaygındır. Küçük korpus luteumlarla birlikte fibrotik doku içermeyen, sıvı dolu bazofilik hücre stoplazması görülür (91). Bu faz, çok sayıda kornifiye hücreler ya da kenarları daha fazla düz olan yuvarlak hücrelerin varlığı ile tanımlanır. Kornifiye hücrelerin hakimiyeti 4 günlük bir döngü içinde 1 gün sürer ya da 5 günlük bir döngü içinde ardışık 2 gün boyunca sürebilir. Alternatif olarak kornifiye olmayan epitel hücreleride önceki dönemden lökosit infiltrasyonunun varlığı boyunca görülebilir (83). Vajinal sitolojide ağırlıklı olarak çekirdeksiz kornifiye epitel hücreleri mevcuttur (92).

Metöstrusda vajinal dokular soluk ve kurudur (85). Lökositler, östrojen salgısının azalması nedeniyle incelmiş vajina epiteline sızarlar ve oradan vajinal kanala geçerler. Vajinal sekresyonlar simirde beyaz ve opak renk görüntüsü oluştururlar (92). Korpus luteum hala sıvı boşluğu içeriyor olabilir. Ancak diöstrustakinden daha küçüktür. Az sayıda bazofilik hücre görülür. Genellikle fibrotik doku yoktur (91). Sitolojik incelemede lökosit, kornifiye ve yuvarlak epitel hürelerin kombinasyonu görülür (83, 84).

Diöstrus fazında vajina küçük açılır. Dokular mavimsi-mor renkte olup çok nemlidir (85). Epitel tabakası en ince noktaya (4-7 tabaka) ulaşır. Mitoz nedeniyle epitel dejenerasyonu durur ve yüksekliği tekrar artar (92). Overlerden yeni şekillenmiş olan korpus luteumlar maksimum boyuta ulaşmakla beraber dejenere korpus luteumlarda görülebilir. Bu görünüm, diöstrus fazını belirleyen en önemli bulguları içermektedir (91). Yuvarlak epitelyum hücreleri simirde, genellikle lökositlerle beraber diöstrus fazının 1 ve 2. günlerinde görülürler. Lökositlerin konsantrasyonu değişebilir ve genellikle neredeyse sadece lökosit olabilir. Diöstrus fazının sonlarına doğru birkaç küçük kümeli çekirdekli epitelyum hücreleri görülebilir. Bu durum bir gün sonra proöstrus görüleceğinin habercisidir (83). Ayrıca vajinal sitolojide mukus da görülür (84).

2.6.1. Östrus Siklusu ve Hormonal Değişim

Progesteron, ovulatuvar döngünün düzenlenmesinde önemli bir rol oynar. Hipotalamus ve hipofizin her ikisinde de gonadotropin salınması üzerinde pozitif ve negatif geribildirime aracılık eder (93). Kısacası normal dişi üreme fonksiyonlarının kompleks düzenlenmesinde progesteron önemli bir unsurdur. Farklı türlerin uterus, over, meme bezi, beyin ve diğer bazı dokularında yer almaktadır (94).

Tablo 2.7. Progesteronun fizyolojik fonksiyonları (94).

Doku	Fonksiyon
Uterus/Overler	Oositlerin salınımı
	İmplantasyonun kolaylaştırılması
	Hamileliğin sürdürülmesi
	Stoma rejenerasyonunun uyarılması: Siklusun luteal fazında.
Meme bezi	Lobüler-Alveoller gelişme
	Gebelikte süt protein sentezini baskılama
Beyin	Cinsel yanıta beynin aracılıketmesi
Kemik	Kemik kitlesinde, kemiğin düzenlenmesi: Kemik kaybının önlenmesi

Graham ve ark. (2002) göre, progesteron over ve uterusta; olgun oositlerin salınması, implantasyonun kolaylaştırılması, gebeliğin oluşumu ve devamı, uterusun büyümesi ve miyometriyal kasılmanın baskılanması gibi etkilere sahiptir. Memeli bezindeki görevleri arasında süt salgılanmasına hazırlık oluşturulması için lobüler-alveoller gelişimi sağlama ve doğum öncesi süt protein sentezinin baskılama sayılabilir. Beyinde ise cinsel davranış yanıtları için gereklidir. Ayrıca yapılan son çalışmalara göre kemik iliği modulasyonunda da destek rol oynadığı görülmüştür (94).

Progesteron ve östrojen bazı durumlarda sinerjik olarak hareket ederler (95). GnRH hipotalamustan salgılanır ve medyan eminense serbeslenir. Sonra ön hipofize gelerek LH'ı serbestler. LH da overlerden östrojen ve progesteronun salgılanmasını uyarır. LH, östrojen ve progesteron, pubertenin başlamasını, cinsel davranış ve üreme başarısını artırır (96). Diğer bazı durumlarda ise progesteron, östrojenin etkilerini dengeleyici bir rol oynar. Östrojen hormonu seviyelerinde vücutta; (merkezi sinir sistemi bölgeside dahil olmak üzere) puberte, doğum sonrası ve menapoz gibi yaşamın belirli dönemlerinde önemli değişiklikler olur. Östrojen seviyelerindeki bu dalgalanmalar over siklusu boyunca da görülür (95). Memelilerde östrojen ve progesteronon salgılanması ve sentezinde önemli rol alan organlardan biri de overlerdir. Overler, dolaşımda bu iki hormonun seviyelerinde döngüsel dalgalanmaların düzenlemektedir (95). Şekil 2.6'da östrus siklusunun değişik evrelerinde progesteron, östrojen ve LH hormonlarında meydana gelen değişiklikler sunulmuştur.

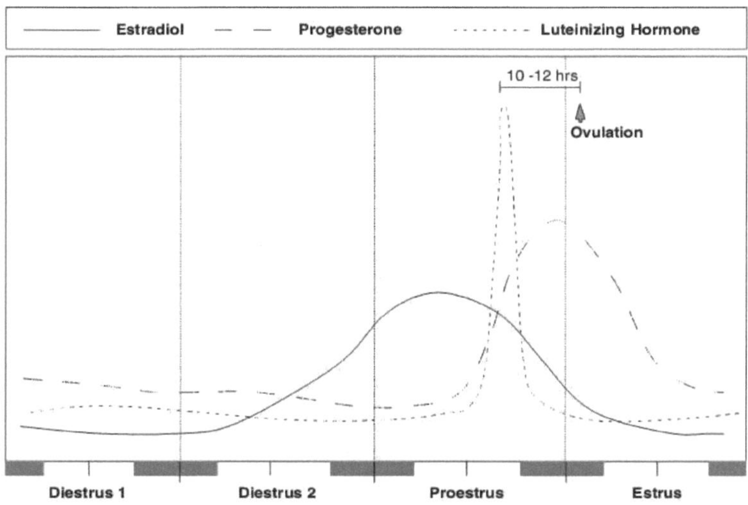

Şekil 2.6. Sıçanlarda östrus siklusunun farklı dönemlerinde Luteinizan hormon salınımı ile ilişkili olarak serum östrojen ve progesteron konsantrasyonlarındaki değişiklikler (şematik) (83).

Ovulasyon genellikle sabahları östrusun erken saatleri (luteinizan hormonun yükselmesinden sonra yaklaşık olarak 10-12 saat) boyunca oluşur. Şekil 2.6'ün alt kısmındaki gölgeli bloklar 10:14 saatlik aydınlık/karanlık fotoperiyotundaki karanlık bölümü göstermektedir (83).

Ovulasyon öncesi östrojen seviyesindeki artış zamanı proöstrus sabahıdır. Proöstrus sabahı östrojen dalgaları pik seviyeye ulaşır ve sonra azalır. Ovulasyon zamanı, proöstrus günü içinde geç bir dönemdedir ve yükselen progesteron seviyeleri eşlik eder. Proöstrus akşamı boyunca cinsel davranışlar başlar (95). Gece boyunca progesteron seviyeleri pik yapar. Sonraki günün sabahından önce düşmeye başlar ve sabahın erken saatlerinde hızlıca düşer. Progesteron seviyelerinde düşüşün yaşandığı bu dönem östrus fazıdır. Her iki hormunun seviyeleri sonra iki gün boyunca nispeten düşük kalır ve bu dönem de diöstrus fazıdır (95). LH ve FSH seviyelerinde, proöstrus gününün öğleden sonra geç saatlerinde yükseliş gözlemlenir (83).

Vajinal epitel hücrelerin keratizasyonu tipik olarak sıçan döngüsünde östrus fazını karakterize etmektedir. Bu durum östradiol seviyesinin yükselmesine bir yanıt olarak diöstrus fazının ikinci gününde başlar ve proöstrus gününün ortalarında zirveye ulaşır. Artan bu konsantrasyonlar hipotalamik mekanizmaları hızlandırır ve böylece ön hipofizden aşağı portal damarların içine gonadotropin serbesteştirici hormonların pulsatil olarak salınımını artırır (83). Östrojendeki bu artış hipofizi duyarlı hale getirir ve hipotalamus ile hipofiz üzerindeki etkilerin birleşimi ile ovulatuar luteinizan hormon dalgaları tetiklenir. Bu dalgalanma sırayla, over foliküllerinin olgunlaşmasıyla foliküllerin ovulatuvar yırtılması ve oositlerin son aşama hareketini sağlar. Bu durum sıçanlarda 10-12 saat sürer (83).

2.7. Tezin amacı

Sunulan literatür bilgiler incelendiğinde iki ana sonuca varılır: (1) Viral mimetik olarak kullanılan çift zincirli sentetik RNA yani poli i:c gebelik döneminde uygulandığında yavruda nöronal gelişim ile ilgili sorunlara yol açmaktadır ve (2) GnRH ve üremeyi kontrol eden nöron çekirdeklerinin gelişimi gebeliğin 12-15. günlerine rastlamakta ve bu dönem içerisinde de kronolojik gelişim farklılıkları gözlenmektedir. Dolayısıyla, sıçanlara gebeliğin 12-15. günlerinde viral mimetik uygulandığında bu annelerden doğacak dişi yavrularda üremenin etkileneceği düşünülmüş ve gebeliğin 12-13. günleriyle 14-15. günlerinde elde edilecek etkinin farklı olacağı değerlendirilmiştir. Bu amaçla, gebe sıçanlara gebeliğin 12-13 ve 14-15. günlerinde sentetik çift zincirli RNA yani poli i:c uygulanmış ve bu annelerden doğan yavrular pubertal gelişim, östrus siklusları ve üreme hormonlarının düzeyi açısından incelenmiştir.

3. GEREÇ VE YÖNTEM

3.1. Etik Kurul Onayı

İnönü üniversitesi Tıp Fakültesi Deney Hayvanları Etik Kurulundan onay alındıktan sonra İnönü Üniversitesi Deney Hayvanları Üretim ve Araştırma Merkezi (İNÜ-DEHÜM)'de yapılmıştır (Etik kurul raporu için bkz. Ek.2).

3.2. Deney Hayvanları

Çalışma, İnönü Üniversitesi Deney Hayvanları Üretim ve Araştırma Merkezi'nde yetiştirilen 20 adet, 6 aylık ve yaklaşık olarak 220-250 gr ağırlığındaki Sprague-Dawley türü sıçandan elde edilen dişi yavrular üzerinde gerçekleştirildi. Çalışma boyunca sıçanlar 22±2°C ortam sıcaklığında ve 12 saat aydınlık/12 saat karanlık deneme düzeninde tutuldu; beslenme ve su ihtiyaçları da *ad libitum* olarak karşılandı.

Sıçanlar, gebeliğin oluşması için 1 erkek ile 1 dişi sıçan aynı kafeste olacak şekilde yerleştirildiler. Bir sonraki günden itibaren günlük olarak 9:00-12:00 saatleri arası vajinal simir ile spermatozit takibi yapıldı. Sperm tespit edilen preparatlar pozitif olarak kabul edildi ve 0. gün olarak not edildi. Erkek sıçanlar kafeslerden alınarak dişiler tekli olarak kafeslerde bırakıldı. Sıçanlara, prenatal 12-15 günler arası enjeksiyon protokolü uygulandı. Doğumun gerçekleştiği gün postnatal 0. gün olarak kaydedildi. Postnatal dönemde tüm yavrular 21. günde sütten kesildi. Erkek ve dişiler farklı kafeslerde olmak üzere tüm yavrular, kafes başına 4-5 sıçan olacak şekilde yerleştirildiler.

3.3. Deney Grupları

Çalışma protokolüne uygun olarak Tablo 3.1'de belirtilmiş olduğu gibi her grupta 9-10 adet yeni doğan dişi sıçan olmak üzere 4 deney grubu oluşturuldu.

Tablo 3.1. Deney grupları ve enjeksiyon günleri.

Enjeksiyonun Yapıldığı gebelik dönemi	**Altgrup**	**n**
Gebeliğin 12-13. günü	Poli i:c	10
	Salin	10
Gebeliğin 14-15. günü	Poli i:c	10
	Salin	9

Grup 1, Poli i:c; Gebeliğin 12-13. gününde 5 tane dişi sıçana 10 mg/kg dozunda poli i:c (Sigma P1530, sodyum tozu) intraperitoneal (ip) yolla enjekte edildi ve bunlardan doğan 10 tane dişi yavru çalışmaya alındı.

Kontrol grubu 1, Salin; 5 tane dişi sıçana gebeliğin 12-13. gününde 0,3 ml steril serum fizyolojik (SF) intraperitoneal (ip) yolla enjekte edildi ve bunlardan doğan 10 tane dişi yavru çalışmaya alındı.

Grup 2, Poli i:c; Gebeliğin 14-15. gününde 5 tane dişi sıçana 10 mg/kg dozunda poli i:c (Sigma P1530, sodyum tozu) intraperitoneal (ip) yolla enjekte edildi ve bunlardan doğan 10 tane dişi yavru çalışmaya alındı.

Kontrol grubu 2, Salin; Gebeliğin 14-15. gününde 5 tane dişi sıçana 0.3 ml steril serum fizyolojik (SF) intraperitoneal (ip) yolla enjekte edildi ve bunlardan doğan 9 tane dişi yavru çalışmaya alındı.

Sıçanların ağırlıkları haftalık olarak takip edildi. Postnatal 30. günden itibaren dişi sıçanlarda vajinal açılma günlük olarak takip edildi. Vajinal açılma tespit edilen dişi sıçanların puberteye erişme zamanları kaydedildi ve vajinal simir yöntemiyle östrusları takip edildi. İki tane ardışık östrus siklusu gösteren sıçanlarda deney sonlandırıldı ve en fazla 70. güne kadar takip yapıldı. Bu süreyi aşan sıçanlar çalışmaya alınmadı. Denemeler, sıçanların diöstrus safhasında sonlandırıldı ve alınan kan örneklerinde progesteron, FSH ve LH düzeyleri ölçüldü. Ayrıca ovaryum histolojisi de incelenerek primordiyal, primer, sekonder ve antral follikül sayıları belirlendi.

3.4. Enjeksiyon Protokolü

3.4.1. Poliinosinik-polisitidilik Asit Uygulanması

Poli i:c'nin ip dozu 0.75mg/kg ile 20 mg/kg arasında değişmekle beraber ortalama dozu 10 mg/kg'dır (54). Çalışmada Poli i:c (Sigma P1530, sodyum tozu) dozu 10 mg/kg olacak şekilde belirlendi ve vücut ağırlığına göre 1ml/kg olacak şekilde oda ısısında olan steril serum fizyolojik (%0.9 NaCl) içinde çözüldü. Daha sonra sıçanların diurnal ritimleri göz önüne alınarak 10:00 ve 12:00 saatleri arasında insülin enjektörü ile ip enjeksiyon olarak uygulandı.

3.4.2. Serum Fizyolojik Uygulanması

Steril serum fizyolojik (%0.9 NaCl), vücut ağırlığına göre 1ml/kg olacak şekilde insülin enjektörü ile ip enjeksiyon olarak uygulandı.

Deneyin uygulama aşamaları Şekil 3.1'de özetlenmiştir.

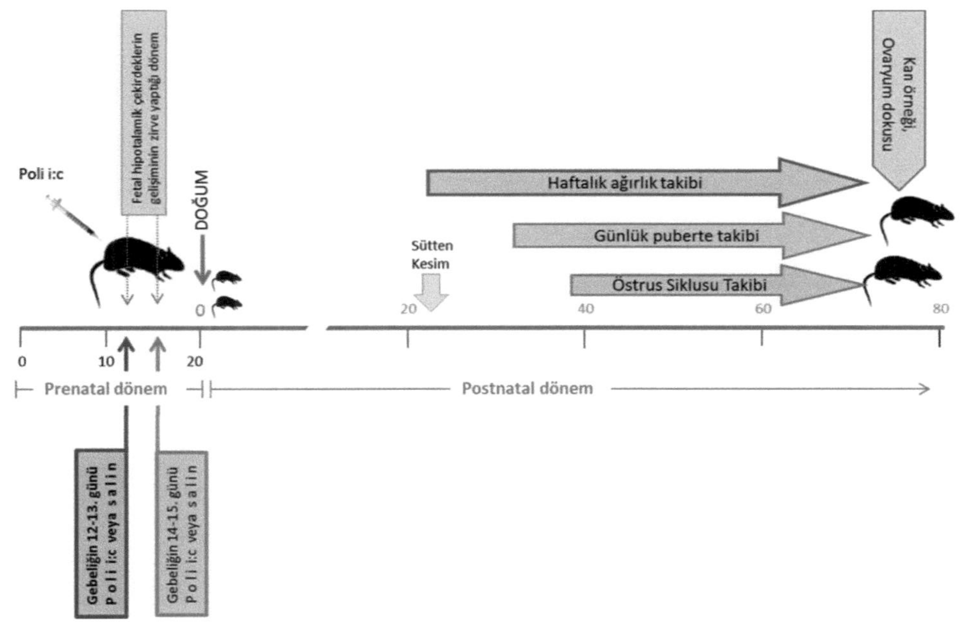

Şekil 3.1. Deneysel uygulama aşamaları. Fetal hipotalamik gelişimin oluştuğu zaman diliminin başında (gebeliğin 12-13. günleri) ve sonunda (gebeliğin 14-15. günleri) maternal poli i:c veya steril salin enjeksiyonları sonrasında doğan sıçan yavruları ağırlık, pubertaya erişim (vajinal açılma) ve östrus siklusları yönünden izlenmiş ve ikinci diöstrus fazında kan ve ovaryum doku örnekleri alınmıştır (deneme maksimum 70. gün sonlandırılmıştır).

3.5. Vajinal Simir Yöntemi

Sıçanlar mevsime bağlı olmayan poliöstrik özellik gösteren hayvanlardır. Yaşlılık sürecine girinceye kadar yıl boyu östrus gösterirler. Sıçanlarda östrus siklusu genellikle vajinal orifis açıldıktın hemen sonra başlar. Bu vajinal açılma günlerinde bazı farklılıklar olabilmekle beraber ilk östrus sikluslarında bazı düzensizliklerde görülebilir (83). Östrus siklusu uzunlukları yaklaşık olarak 4-5 gündür (84).

Tez çalışmasında, puberte ve östrus siklusu takibi vajinal simir yöntemi ile yapıldı. Postnatal 30. günden itibaren günlük olarak vajinal açıklık takip edildi. Vajinal açıklığın tespit edildiği tarihten itibaren günlük olarak 09:00-10:00 saatleri arası vajinal simir alınarak östrus fazı takibi yapıldı. Simir alınırken sıçan, kuyruk ve kuyruk kökünden tespit edilip kaldırılarak başı aşağıya gelecek şekilde tutuldu. İnce pastör pipetine alınan yaklaşık 200 µl serum fizyolojik ile vajina kanalı irrite olmayacak şekilde irrigasyon yapılarak simir örnekleri alındı ve lam üzerine damlatıldı. Daha sonra numunen üzerine de lamel bırakılarak boyasız ve taze olarak ışık mikroskobunda incelendi.

Östrus siklusu evrelerine göre vajinal simir preparatlarında farklı hücre tiplerine rastlanmaktadır. Proöstrus fazında, sıklıkla granüler görünüme sahip çekirdekli epitel hücrelerin oluşturduğu yuvarlak kümeler mevcuttur (83). Vajinal sitolojide ağırlıklı olarak eşit boyutta çekirdekli epitel hücreleri (89) birkaç tane kornifiye epitel hücresi ve birkaç lökosit görülür (84). Östrus fazında, vajinal sitolojide ağırlıklı olarak çekirdeksiz kornifiye epitel hücreleri mevcuttur (92). Alternatif olarak kornifiye olmayan epitel hücreleride önceki dönemden lökosit infiltrasyonu şeklinde görülebilir (83). Metöstrus fazında, sitolojik incelemede lökosit, kornifiye ve yuvarlak epitel hürelerin kombinasyonu görülür (83, 84). Diöstrus fazında, yuvarlak epitelyum hücreleri simirde, genellikle lökositlerle beraber diöstrus fazının 1 ve 2. günlerinde görülürler. Lökositlerin konsantrasyonu diöstrus fazında değişebilir ve genellikle neredeyse sadece lökosit olabilir. Diöstrus fazının sonlarına doğru birkaç küçük kümeli çekirdekli epitelyum hücreleri görülebilir (83). Şekil 3.2.'de östrus fazlarına ilişkin hücre tipleri verilmiştir.

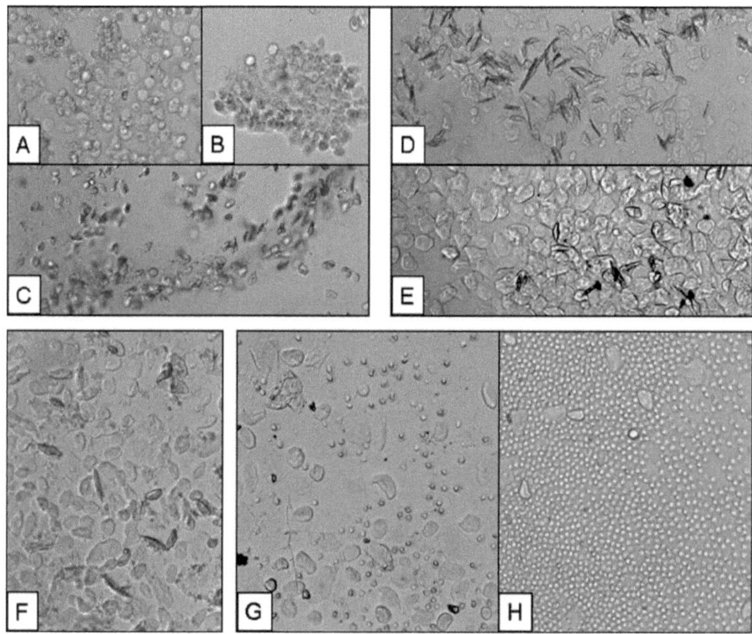

Şekil 3.2. Sıçanlarda östrus fazlarına ilişkin görüntüler (83).

A,B: Proöstrus; Hücreler gruplaşma eğiliminde ve granüler bir görünüme sahip. **C: Proöstrus;** Hücreler alternatif olarak iplikçikler şeklinde karşımıza çıkabilir. **D: Östrus;** Klasik keratinizedir, iğne benzeri hücreler görülür. **E: Östrus;** Hücreler alternatif olarak çentikli, düzensiz kenarlı ile yuvarlak görülebilir. **F:Metöstrus;** Yuvarlak "döşeme hücre" kombinasyonu, bazı iğne benzeri hücreler, birkaç küçük lökosit diöstrusun ilk gününün erken dönemlerinde bir geçiş periyodu boyunca görülebilir. **G:Diöstrus;** Lökositler; çeşitli, büyük ve yuvarlak hücrelerin kombinasyonu ile görülebilir. **H:Diöstrus;** Klasik lökosit ve birkaç büyük yuvarlak epitelyum hücreler (83).

3.6. Histolojik Analiz

Deney sonunda alınan sağ ovaryum %10'luk formaldehit içerisinde tespit edildi. Tespit sonunda çeşme suyunda yıkanan dokular, dehidrasyon ve parlatma işlemlerinden geçirilerek parafine gömüldü. Parafin bloklardan 4-5 µm kalınlığında 80-100 µm'de bir kesit alınarak toplam 5 adet kesit elde edildi. Deparafinizasyon ve rehidrasyon işlemlerinden geçirilen kesitlere hematoksilen-eozin (H-E) boyama metodu uygulandı. Boyanan preparatlar Leica DFC-280 araştırma mikroskopu ile Leica Q Win Image Analiz Sistemi (Leica Micros Imaging Solutions Ltd.,Cambridge, UK) kullanılarak incelendi.

Histolojik değerlendirmede bütün folikül tipleri ve korpus luteum sayıldı. Buna göre; tek katlı yassı granuloza hücrelerinden oluşan folikül primordiyal folikül, tek katlı kübik granuloza hücrelerinden oluşan folikül ise primer folikül olarak değerlendirildi. İki ya da daha çok katlı granuloza hücre tabakasından oluşan folliküller preantral folikül olarak değerlendirilirken, antral boşluğun gözlendiği foliküller antral folikül olarak tanımlandı. Folikül sıvısı ile dolu tek bir boşluğun bulunduğu ve kumulus ooforusun oluştuğu folikül Graaf folikülü, içinde oositin bulunmadığı ve foliküler granuloza hücrelerin dejenere olduğu foliküller ise atretik folikül olarak değerlendirildi.

3.7. Progesteon EIA (Enzyme-Linked Immunosorbent Assay) Protokolü

Kompetetif enzim immuno assay ticari test kiti (Dia Metra) kullanılarak örnekler analiz edilmiştir. Test aşağıda özetlendiği şekilde yapılmıştır.

3.7.1. Standartların Hazırlanması (S_0....S_4)

Standardlar kullanılmadan önce 5 dakika dairesel şekilde sallandı. Standartların progesteron konsantrasyonu aşağıdaki şekilde oluşturuldu:

	S_O	S_1	S_2	S_3	S_4
Progesteron (ng/mL)	0	0.2	1.0	8.0	40.0

3.7.2. Numunelerin Hazırlanması

Deney sonlandırıldıktan sonra numuneler alınarak kullanılıncaya kadar -20 °C'de dondurularak saklandı. Deney günü oda ısısında çözdürülerek kullanıldı.

3.7.3. Yöntem

Standart eğrisinde (S_O-S_4) beş noktanın her biri için iki, her bir örnek ve kontrol için iki, kör için ise bir kuyucuk hazırlandı.

	Standart	Örnek/Kontrol	Kör
Standart S_O-S_4	20 µl		
Örnek/Kontrol		20 µl	
Konjugat	200 µl	200 µl	

37 °C'de 1 saat inkübe edildi.

Her bir kuyucuğun içeriği, seyreltilmiş yıkama solüsyonunun 300 µl'si ile üç defa yıkandı.

	Standart	Örnek/Kontrol	Kör
TMB Substratı	100 µl	100 µl	100 µl

Karanlık bir ortamda, 22-28 °C oda ısısında ve 15 dakika boyunca inkübe edildi.

	Standart	Örnek/Kontrol	Kör
Stop Solüsyonu	100 µl	100 µl	100 µl

Mikroplaklar yavaşça sallandı.

Köre karşı 450 nm'de absorbans (E) okundu.

3.8. Rat LH/ FSH Analiz Protokolü

1) Rat LH/ FSH antijeni (NIDDK), 20 ng/ ml olacak şekilde kaplama solüsyonu içerisinde çözüldü ve 200 µl/ kuyucuk olacak şekilde kaplanarak gece boyu +4 °C' de inkübe edildi. İnkübasyon işleminin ardından plate 4 kez yıkanarak ters çevrildi ve sıvı kısmı dökmek için kağıt bir havluya 4-5 kez vuruldu.
2) Mikroplaka boş alanlarını kaplamak üzere PBS içerisinde %5'lik yağsız süt tozu (Merck) solüsyonundan 200 µL/ kuyucuk olacak şekilde pipetlendi ve 2 saat 37 °C' de inkübe edildi.
3) İnkübasyon sonunda mikroplaka aynı şekilde 4 kez yıkandı ve kurutuldu.
4) Standartların hazırlanması (1-10): LH/ FSH yoğunluğu, birinci tüpten onuncu tüpe kadar aşağıdaki şekilde hazırlandı ve 100, 50, 12.5, 3.13, 1.56, 0.78, 0.39 ve 0 ng/ml standartları kullanıldı.

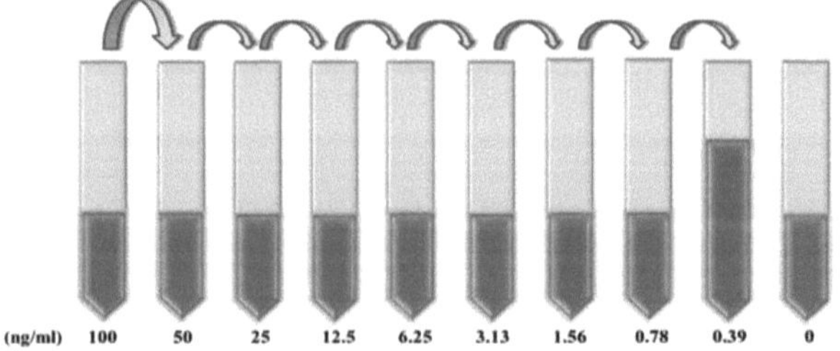

1) BSA ile hazırlanan 1.antikor solüsyonu hazırlandı
2) Standart/ numune/ kontrolün her birinden 80 µl alınıp taşıyıcı (boş) mikroplakaya aktarıldı ve her birinin üzerine 80 µl 1.antikor solüsyonu eklenerek 37 °C'de 1 saat preinkübasyona bırakıldı.

3) Preinkübasyonun sonunda her kuyucuktan kaplı mikroplakaya 40'ar µl olacak şekilde üç kuyucuğa aktarılarak triplike çalışıldı.
4) Kaplı mikroplaka gece boyu +4 °C'de gece boyu inkübe edildi.
5) Mikroplaka 4 kez yıkandı ve kurutuldu.
6) BSA ile hazırlanan biyotinli antikor solüsyonu 100 µl/ kuyucuk olacak şekilde pipetlendi ve 37 °C'de 1 saat inkübe edildi.
7) Mikroplaka 4 kez yıkandı ve kurutuldu.
8) BSA ile hazırlanan Streptavidin-Peroksidaz Conjugate solüsyonu 100 µl/ kuyucuk eklendi, +4 °C'de 15 dakika inkübe edildi.
9) Mikroplaka 4 kez yıkandı
10) Substrat solüsyonu 150 µl/ kuyucuk eklendi ve 5 dakika oda sıcaklığında inkübasyona bırakıldı.
11) İnkübasyon sonunda mavi renk oluştu. Her kuyucuğa 50 µl Stop Solüsyon eklendi ve renk maviden sarıya dönüştü.
12) 450 nm dalga boyunda mikroplaka okuyucu (Synergy, Biotek HT) ile optik dansiteler ölçülerek standart eğri oluşturuldu ve konsantrasyonlar belirlendi.

3.9. İstatistiksel Analiz

Bu çalışmada istatistiksel analizler SPSS istatistiksel paket programı ile yapılmıştır. Shapiro-Wilk testiyle normal dağılıma uygunluk incelendi (dağılım normaldi). İkili karşılaştırmalarda independent Sample t-testi kullanıldı. Veriler ortalama ± standart sapma olarak sunuldu. $P<0.05$ istatistiksel olarak anlamlı kabul edildi.

4. BULGULAR

4.1. Vücut Ağırlığı Değişimi

Aşağıda tüm grupların sütten kesim ve ardışık dört haftalık vücut ağırlıkları (g) değişimine ilişkin bulgular sunulmuştur.

Tablo 4.1. Tüm grupların sütten kesim canlı ağırlıkları (g).

Gruplar	n	Sütten kesim CA (g)
Poli i:c (12-13.gün)	10	51,6±1,51
Kontrol (12-13.gün)	10	45,9±2,96
Poli i:c (14-15.gün)	10	38,4±2,21
Kontrol (14-15.gün)	9	34,8±5,92

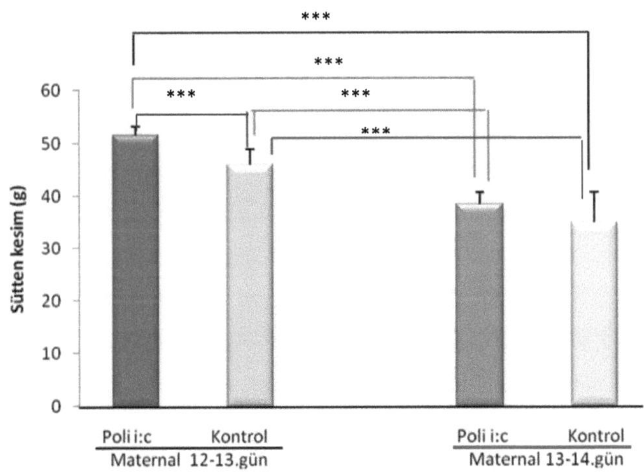

Şekil 4.1. Prenatal dönemin iki ayrı zaman diliminde sentetik çift zincirli RNA (poli I:C, 10 mg/kg, *ip*, 50 µl) veya salin (50 µl, *ip*) enjekte edilen grupların sütten kesim ağırlıkları üzerindeki etkileri. ***P<0.001

Tablo 4.2. Tüm grupların ardışık dört haftalık vücut ağırlıkları değişimi (g).

Gruplar	n	1. Hafta	2. Hafta	3. Hafta	4. Hafta
Poli i:c (12-13.gün)	10	72,9±04,5	89,4±05,3	110,1±05,1	125,5±05,0
Kontrol (12-13.gün)	10	59,1±12,8	75,3±15,7	097,8±19,3	114,4±13,1
Poli i:c (14-15.gün)	10	58,2±05,9	76,6±07,7	092,8±10,5	107,5±11,5
Kontrol (14-15.gün)	9	52,4±09,0	66,7±12,6	086,6±12,4	101,2±12,0

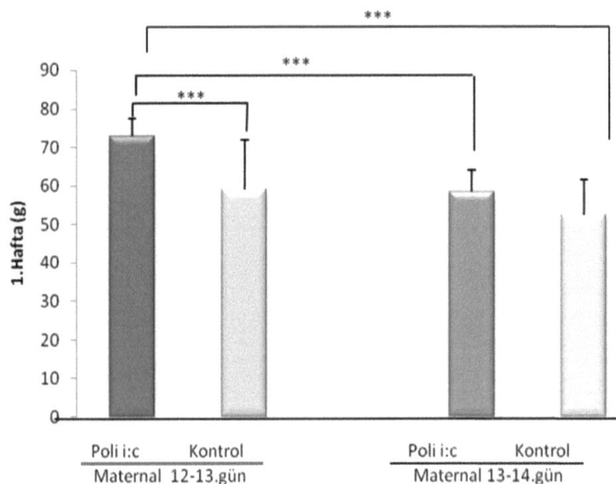

Şekil 4.2. Prenatal dönemin iki ayrı zaman diliminde sentetik çift zincirli RNA (poli I:C, 10 mg/kg, *ip*, 50 μl) veya salin (50 μl, *ip*) enjekte edilen grupların vücut ağırlıkları değişimi (Ardışık 1. Hafta) üzerindeki etkileri. ***P<0.001

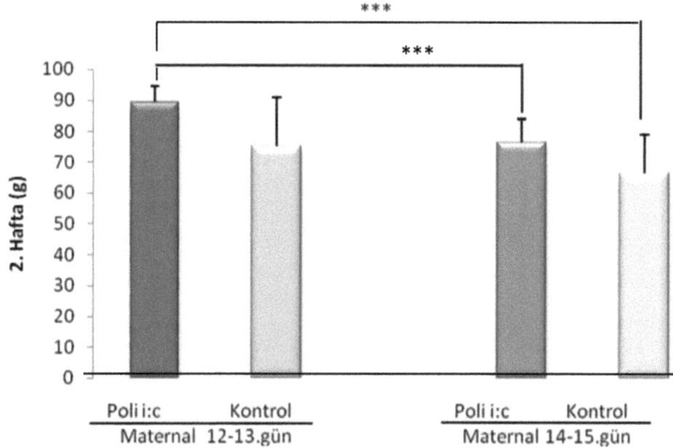

Şekil 4.3. Prenatal dönemin iki ayrı zaman diliminde sentetik çift zincirli RNA (poli I:C, 10 mg/kg, *ip*, 50 µl) veya salin (50 µl, *ip*) enjekte edilen grupların vücut ağırlıkları değişimi (Ardışık 2. Hafta) üzerindeki etkileri. ***P<0.001

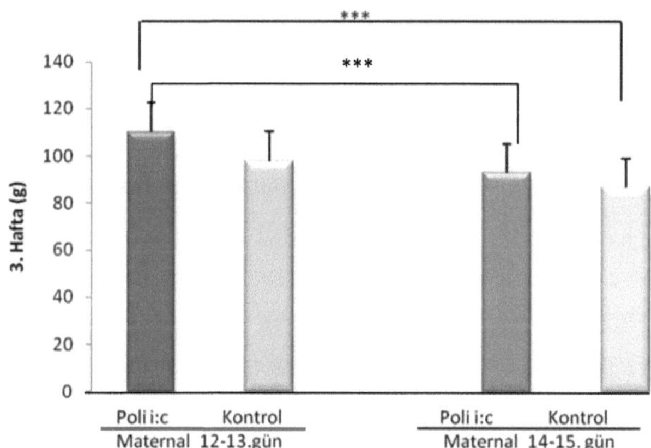

Şekil 4.4. Prenatal dönemin iki ayrı zaman diliminde sentetik çift zincirli RNA (poli I:C, 10 mg/kg, *ip*, 50 µl) veya salin (50 µl, *ip*) enjekte edilen grupların vücut ağırlıkları değişimi (Ardışık 3. Hafta) üzerindeki etkileri. ***P<0.001

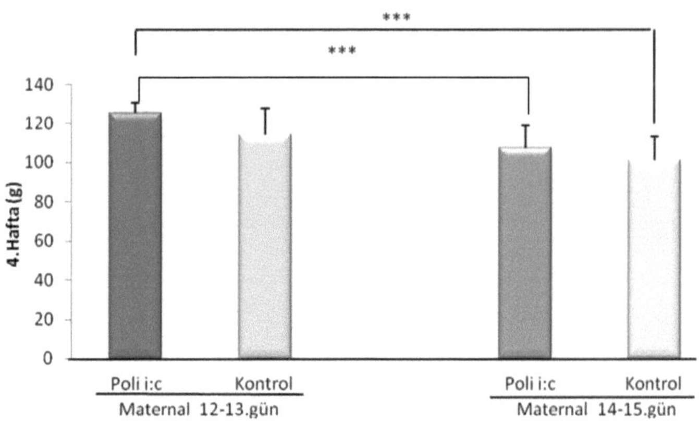

Şekil 4.5. Prenatal dönemin iki ayrı zaman diliminde sentetik çift zincirli RNA (poli i:c, 10 mg/kg, *ip*, 50 µl) veya salin (50 µl, *ip*) enjekte edilen grupların vücut ağırlıkları değişimi (Ardışık 4. Hafta) üzerindeki etkileri. ***P<0.001

Tablo 4.3. Tüm grupların sütten kesim ve son tartım ağırlıkları arasındaki vücut ağırlıkları değişimi (g).

Gruplar	n	Sütten kesim-son ağırlık (g)
Poli i:c (12-13.gün)	10	73,9±03,97
Kontrol (12-13.gün)	10	68,5±12,25
Poli i:c (14-15.gün)	10	69,1±11,20
Kontrol (14-15.gün)	9	66,3±07,25

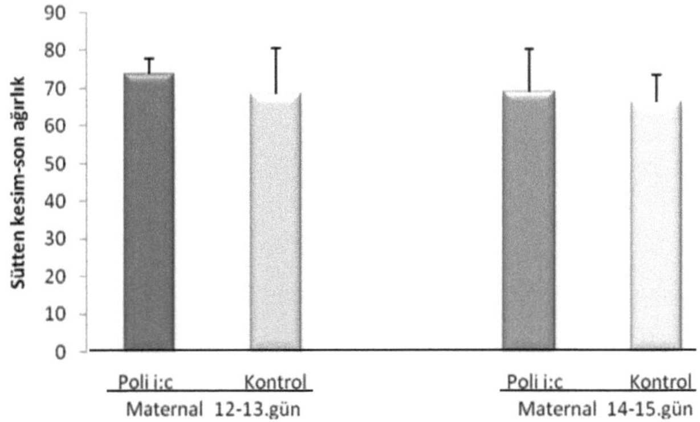

Şekil 4.6. Prenatal dönemin iki ayrı zaman diliminde sentetik çift zincirli RNA (poli I:C, 10 mg/kg, *ip*, 50 μl) veya salin (50 μl, *ip*) enjekte edilen grupların sütten kesim ve son tartım ağırlıkları aralığındaki kilo alımları üzerindeki etkileri. Gruplar arasında istatistiksel bir farklılık bulunmamıştır.

4.2. Puberte ve Östrus Döngüsü Bulguları

Aşağıda tüm grupların puberteye ilişkin verileri ve sütten kesim ağırlıkları (g) hakkında bulgular sunulmuştur.

Tablo 4.4. Tüm grupların puberteye ulaşma zamanları (gün) ve puberteye ulaştıkları vücut ağırlıkları (g).

Gruplar	n	Puberte (gün)	Puberte vücut ağırlığı(g)
Poli i:c (12-13.gün)	10	46±1,7	108±05,2
Kontrol (12-13.gün)	10	50±3,0	113±12,3
Poli i:c (14-15.gün)	10	54±4,9	101±13,1
Kontrol (14-15.gün)	9	53±3,3	104±11,9

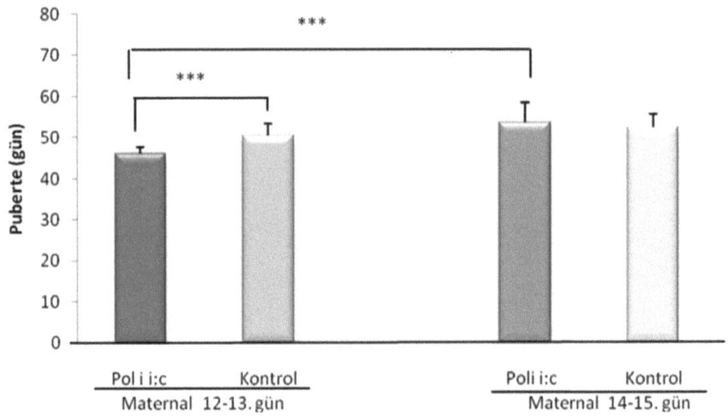

Şekil 4.7. Prenatal dönemin iki ayrı zaman diliminde sentetik çift zincirli RNA (poli I:C, 10 mg/kg, *ip*, 50 µl) veya salin (50 µl, *ip*) enjekte edilen grupların puberteye ulaşma günleri üzerindeki etkileri. ***P<0.001

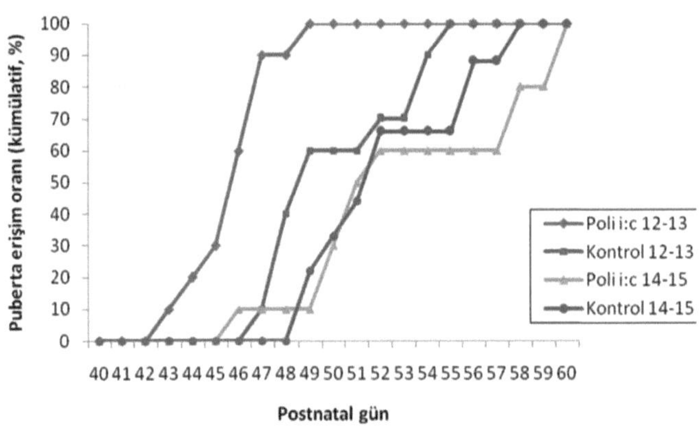

Şekil 4.8. Tüm grupların günlere göre puberteye ulaşma yüzdeleri

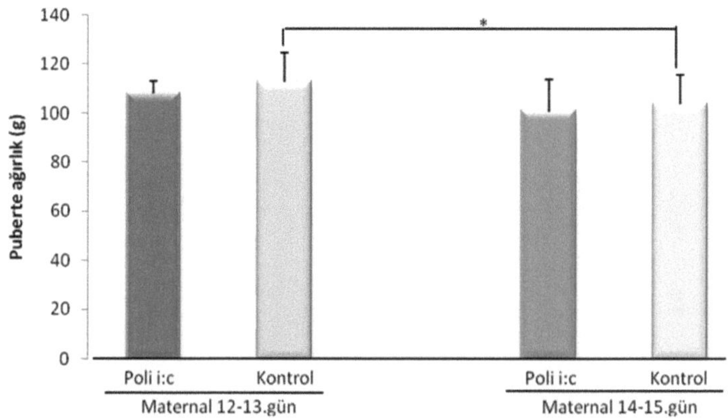

Şekil 4.9. Prenatal dönemin iki ayrı zaman diliminde sentetik çift zincirli RNA (poli I:C, 10 mg/kg, *ip*, 50 µl) veya salin (50 µl, *ip*) enjekte edilen grupların puberteye ulaşım ağırlıkları üzerindeki etkileri. *P<0.05

Tablo 4.5. Tüm grupların östrus döngüsü uzunlukları (g) ve sütten kesim canlı ağırlıkları (g).

Gruplar	n	Öst. döng. uz.(g)
Poli i:c (12-13.gün)	10	8±3,05
Kontrol (12-13.gün)	10	9±1,76
Poli i:c (14-15.gün)	10	9±2,27
Kontrol (14-15.gün)	9	9±2,27

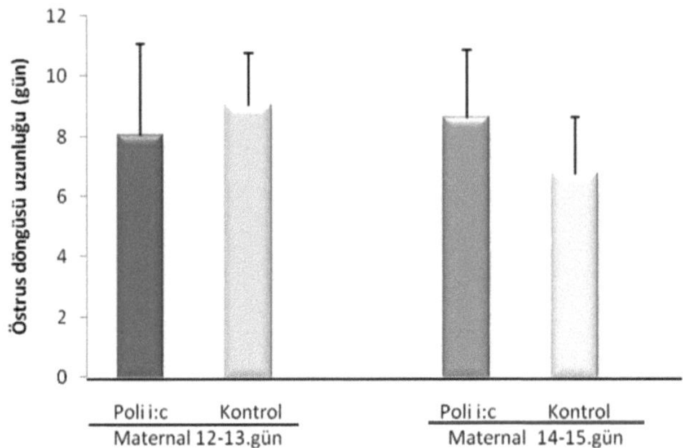

Şekil 4.10. Prenatal dönemin iki ayrı zaman diliminde sentetik çift zincirli RNA (poli I:C, 10 mg/kg, *ip*, 50 µl) veya salin (50 µl, *ip*) enjekte edilen grupların östrus döngüleri uzunluğu üzerindeki etkileri. Gruplar arasında istatistiksel bir farklılık bulunmamıştır.

Tablo 4.6. Tüm grupların proöstrus, östrus, metöstrus ve diöstrus fazı uzunlukları (gün). Veriler Medyan (minimum-maksimum) olarak sunulmuştur. Aynı sütunda farklı harf bulunan gruplar birbirinden farklıdır.

Gruplar	Proöstrus	Östrus	Metöstrus	Diöstrus
Poli i:c (12-13.gün)	1,0 (1,0-1,0)	0,0 (0,0-1,0)a	1,0 (0,0-2,0)	5,5 (2-12)
Kontrol (12-13.gün)	1,0 (0,0-1,0)	1,0 (0,0-1,0)b	1,0 (0,0-1,0)	7,0 (4-10)
Poli i:c (14-15.gün)	1,0 (0,0-1,0)	0,0 (0,0-1,0)a	1,0 (0,0-1,0)	6,5 (4-11)
Kontrol (14-15.gün)	1,0 (1,0-1,0)	0,0 (0,0-1,0)a	1,0 (1,0-1,0)	4,0 (2-8)

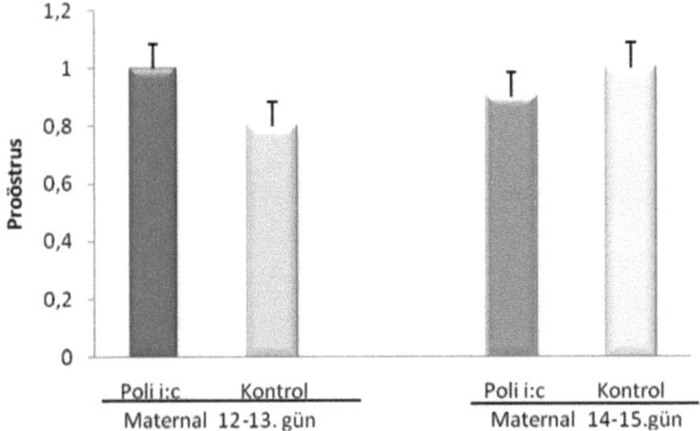

Şekil 4.11. Prenatal dönemin iki ayrı zaman diliminde sentetik çift zincirli RNA (poli I:C, 10 mg/kg, *ip*, 50 µl) veya salin (50 µl, *ip*) enjekte edilen grupların proöstrus döngüleri (gün) uzunluğu üzerindeki etkileri. Gruplar arasında istatistiksel bir farklılık bulunmamıştır.

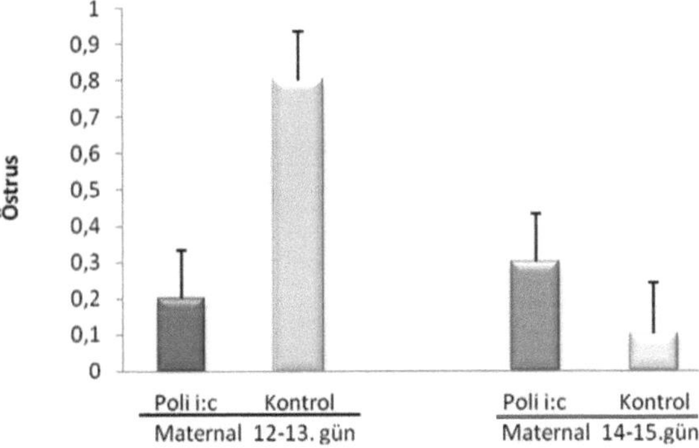

Şekil 4.12. Prenatal dönemin iki ayrı zaman diliminde sentetik çift zincirli RNA (poli I:C, 10 mg/kg, *ip*, 50 µl) veya salin (50 µl, *ip*) enjekte edilen grupların östrus döngüleri (gün) uzunluğu üzerindeki etkileri. İstatistiksel farklılık düzeyi için bkz Tablo 4.6.

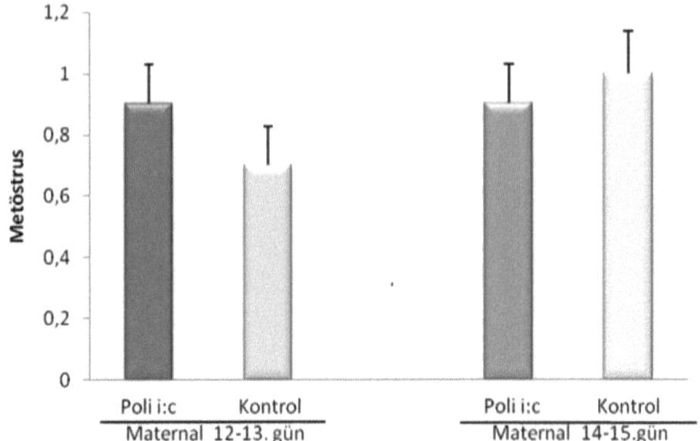

Şekil 4.13. Prenatal dönemin iki ayrı zaman diliminde sentetik çift zincirli RNA (poli I:C, 10 mg/kg, *ip*, 50 μl) veya salin (50 μl, *ip*) enjekte edilen grupların metöstrus döngüleri (gün) uzunluğu üzerindeki etkileri. Gruplar arasında istatistiksel bir farklılık bulunmamıştır.

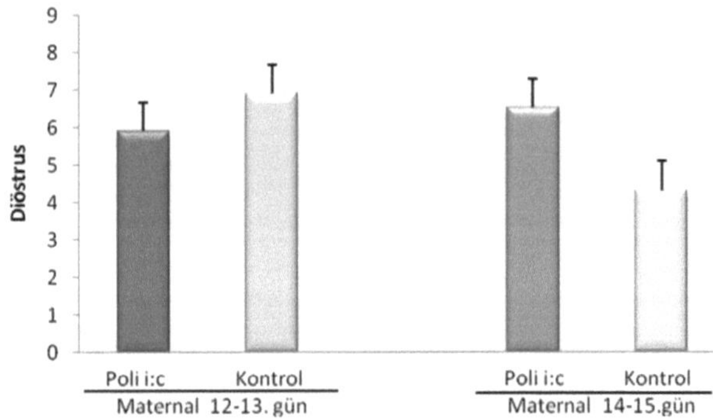

Şekil 4.14. Prenatal dönemin iki ayrı zaman diliminde sentetik çift zincirli RNA (poli I:C, 10 mg/kg, *ip*, 50 μl) veya salin (50 μl, *ip*) enjekte edilen grupların diöstrus döngüleri (gün) uzunluğu üzerindeki etkileri. Gruplar arasında istatistiksel bir farklılık bulunmamıştır.

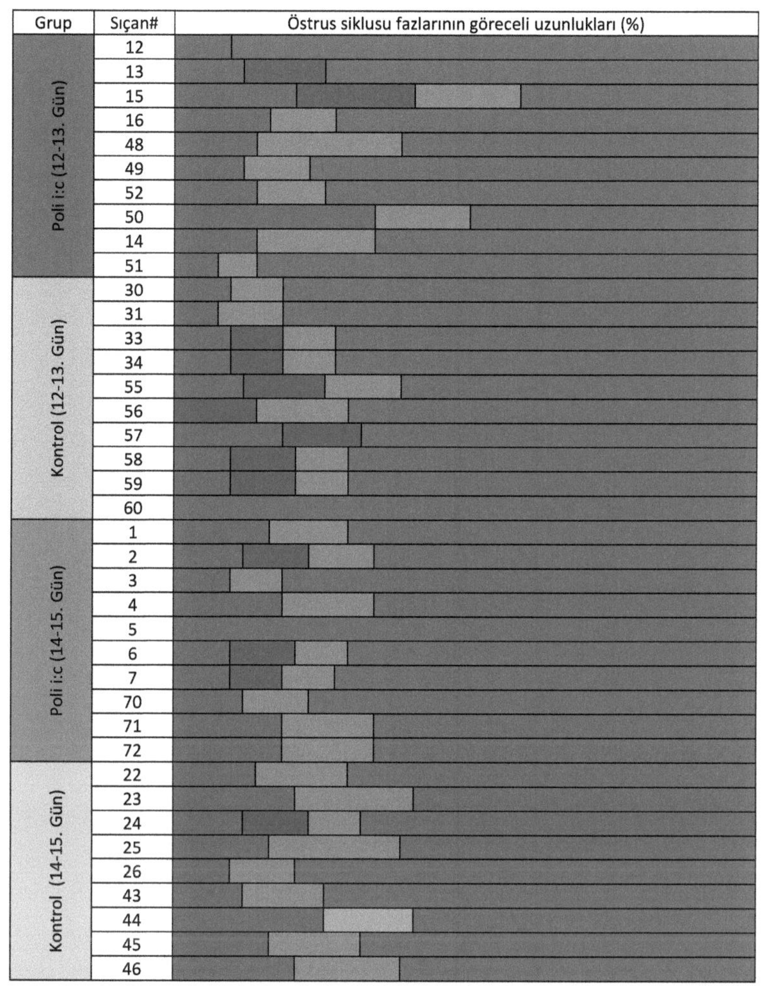

Şekil 4.15. Östrus siklusu fazlarının göreceli uzunlukları (%).

4.3. Histolojik Değerlendirme

H-E boyama metodu uygulanan preparatlar incelendiğinde, ovaryumun histolojik yapısına uygun olarak, kortekste farklı tiplerde foliküller ve korpus luteum; gevşek bağ dokusu özelliğinde olan medullada ise çok sayıda kan damarı gözlendi.

Bütün gruplara ait kesitlerde atreziye uğramış foliküller izlendi. Atretik foliküller oositlerinin, zona pellusida ve granuloza hücrelerinin dejenere olması ile karakterizeydi. Atretik foliküllerin bazılarında, bu bulgulara ilaveten apopitoza uğramış çok sayıda granuloza hücrelerine rastlandı.

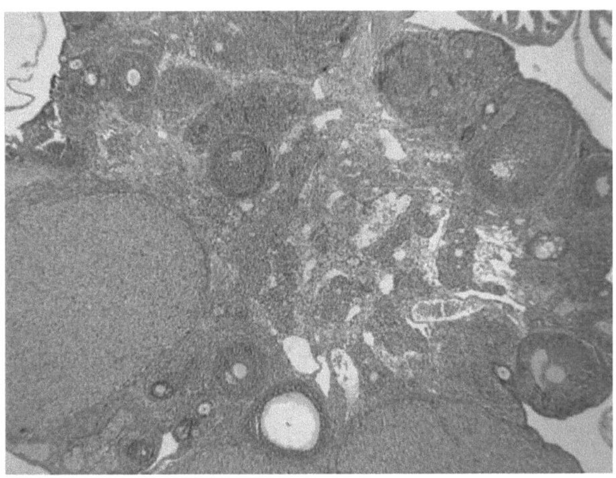

Şekil 4.16. Ovaryumun genel görünümü. H-E X4.

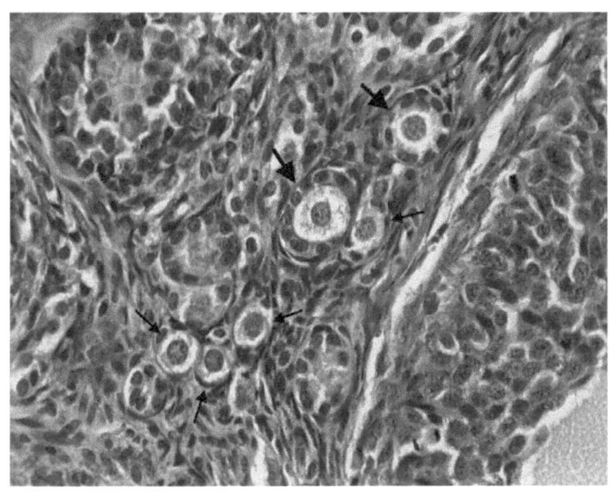

Şekil 4.17. Primordiyal (ince oklar) ve primer foliküller (kalın oklar). H-E X40.

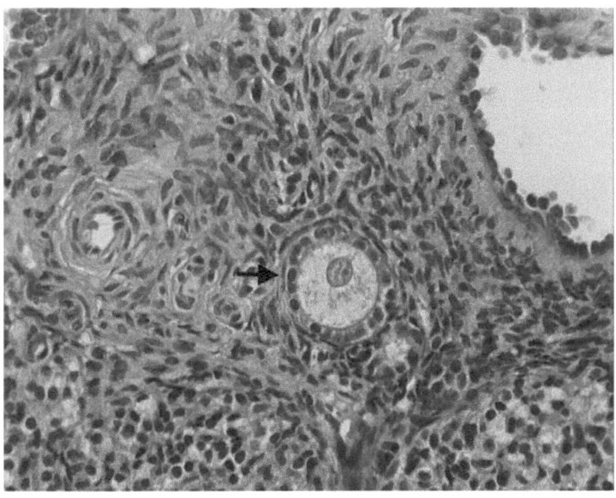

Şekil 4.18. Tek katlı kübik granuloza hücreleri ile çevrelenmiş primer folikül (ok). H-E X40.

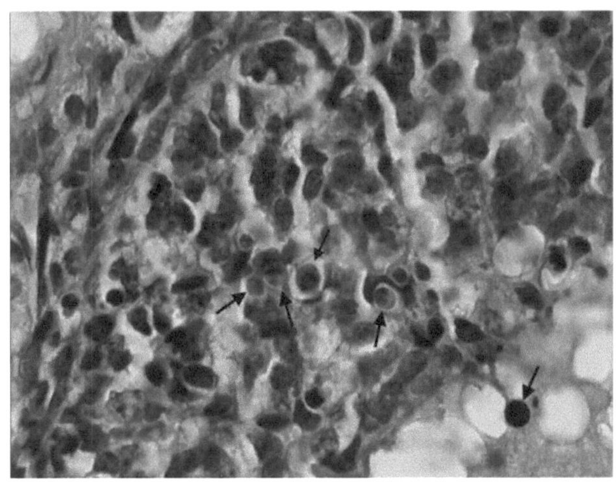

Şekil 4.23. Atretik bir folikülün granuloza hücre tabakasında apopitoza uğramış granuloza hücreleri. H-E X100.

Aşağıda tüm grupların sağ ovaryumunda bulunan primordiyal, primer, preantral, antral ve Graaf foliküller ile korpus luteum sayısı hakkında bulgular sunulmuştur.

Tablo 4.7. Sağ ovaryumda bulunan primordiyal, primer, preantral, antral, Graaf ve atretik folikül sayıları ile korpus luteum tabakası kalınlığı (μm). Aynı satırda farklı harf bulunan gruplar birbirinden farklıdır.

Gruplar	Poli i:c (12-13.gün)	Kontrol (12-13.gün)	Poli i:c (14-15.gün)	Kontrol (14-15.gün)
Primordiyal	$6,73 \pm 5,66^{a}$	$7,80 \pm 5,90^{ab}$	$6,49 \pm 6,51^{ab}$	$10,49 \pm 9,27^{b}$
Primer	$2,91 \pm 2,52^{ab}$	$3,27 \pm 2,67^{a}$	$2,16 \pm 2,09^{b}$	$2,87 \pm 2,19^{ab}$
Preantral	$2,49 \pm 2,63^{a}$	$3,00 \pm 2,86^{ab}$	$3,82 \pm 3,10^{b}$	$3,98 \pm 2,62^{b}$
Antral	$1,40 \pm 1,57^{a}$	$1,47 \pm 1,24^{a}$	$1,82 \pm 1,98^{ab}$	$2,36 \pm 1,81^{b}$
Graaf	$0,11 \pm 0,38^{ab}$	$0,24 \pm 0,53^{a}$	$0,02 \pm 0,53^{b}$	$0,09 \pm 0,47^{ab}$
Atretik	$3,67 \pm 3,20^{a}$	$1,84 \pm 1,50^{b}$	$3,00 \pm 2,94^{ac}$	$2,13 \pm 1,60^{bc}$
Korpus Luteum	$3,22 \pm 1,96^{a}$	$3,36 \pm 2,85^{a}$	$2,71 \pm 1,52^{a}$	$2,98 \pm 1,52^{a}$

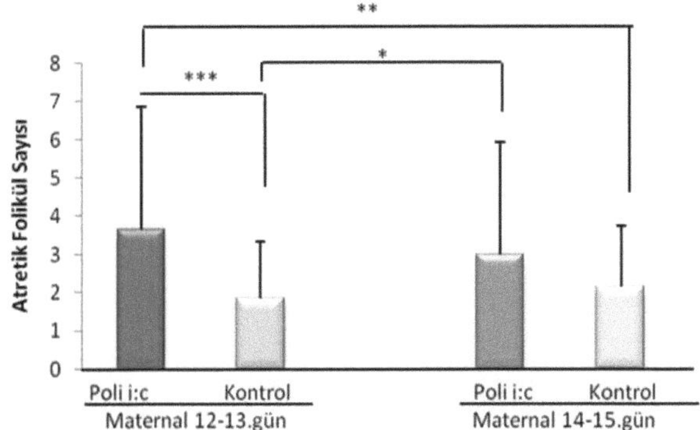

Şekil 4.24. Prenatal dönemin iki ayrı zaman diliminde sentetik çift zincirli RNA (poli I:C, 10 mg/kg, *ip*, 50 µl) veya salin (50 µl, *ip*) enjekte edilen grupların atretik folikül sayıları. *P<0.05, **P<0.01, ***P<0.001.

4.4. Serum Progesteron, FSH ve LH Testi Sonuçları

Aşağıda tüm grupların diöstrus fazındaki serum progesteron, FSH ve LH düzeylerine ilişkin bulgular sunulmuştur.

Tablo 4.8. Tüm grupların progesteron düzeyleri

Gruplar	n	Progesteron (ng/ml)
Poli i:c (12-13.gün)	10	14,32±3,41
Kontrol (12-13.gün)	10	19,60±4,12
Poli i:c (14-15.gün)	10	10,18±1,79
Kontrol (14-15.gün)	9	14,54±3,70

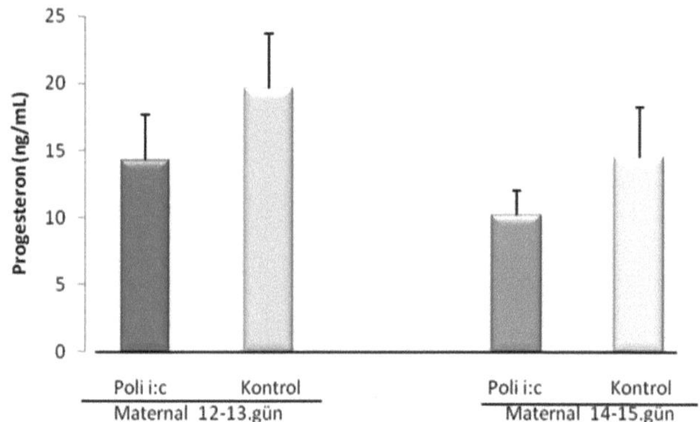

Şekil 4.25. Prenatal dönemin iki ayrı zaman diliminde sentetik çift zincirli RNA (poli i:c, 10 mg/kg, *ip*, 50 µl) veya salin (50 µl, *ip*) enjekte edilen grupların serum progesteron (ng/mL) düzeyleri. Gruplar arasında istatistiksel bir farklılık bulunmamıştır.

Tablo 4.9. Tüm grupların FSH ve LH düzeyleri.

Gruplar	n	FSH(ng/ml)	LH(ng/ml)
Poli i:c (12-13.gün)	10	25,84±6,14	12,11±4,35
Kontrol (12-13.gün)	10	26,23±5,11	14,18±6,29
Poli i:c (14-15.gün)	10	28,26±8,99	16,41±5,72
Kontrol (14-15.gün)	9	21,86±2,27	14,62±3,79

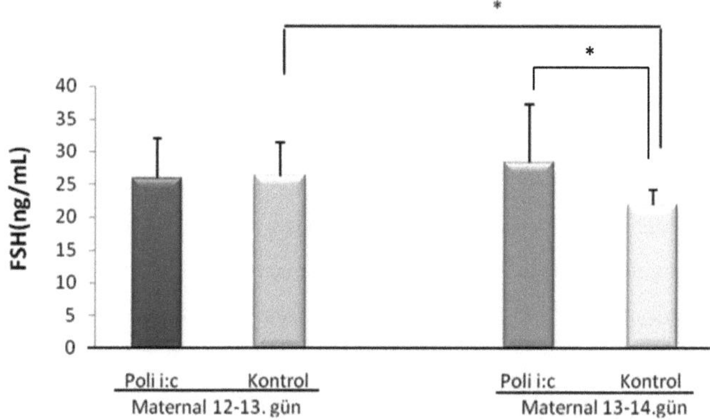

Şekil 4.26. Prenatal dönemin iki ayrı zaman diliminde sentetik çift zincirli RNA (poli i:c, 10 mg/kg, *ip*, 50 μl) veya salin (50 μl, *ip*) enjekte edilen grupların serum FSH (ng/mL) düzeyleri. Gruplar arasında istatistiksel bir farklılık bulunmamıştır.

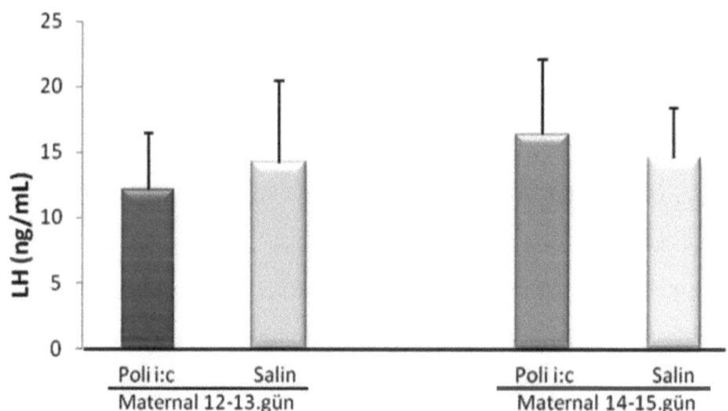

Şekil 4.27. Prenatal dönemin iki ayrı zaman diliminde sentetik çift zincirli RNA (poli i:c, 10 mg/kg, *ip*, 50 μl) veya salin (50 μl, *ip*) enjekte edilen grupların serum LH (ng/mL) düzeyleri. Gruplar arasında istatistiksel bir farklılık bulunmamıştır.

5. TARTIŞMA

Bu çalışmayla, viral mimetik etkisi gösteren sentetik çift zincirli RNA'nın (poli i:c) gebe sıçanlara tek doz uygulanmasının dişi yavrularda üremeyi ve gelişimi programlayabileceği ve fetal hipotalamik gelişimin başlangıç aşamalarının bu programlamada daha kritik öneme sahip olduğu ilk defa olarak gösterilmiştir. Elde edilen bulgular, annenin gebelik döneminde geçireceği viral enfeksiyonların fetusta hipotalamik gelişimin kritik dönemine denk gelmesi halinde, postnatal gelişimi ve üremeyi programlayıcı bir etki gösterebileceğine ilişkin ilk verilerdir. Maternal 12-13. günlerde poli i:c uygulaması, postnatal dönemde dişi sıçan yavrularında ağırlık artışına yol açarak pubertenin diğer gruplara göre daha erken gerçekleşmesini sağlamıştır. Bu durum esasen beklentimizin aksine gerçekleşen bir durumdur. Çünkü normal şartlarda annenin geçireceği viral enfeksiyonun, yavrunun pubertal gelişimini olumsuz yönde etkileyeceği düşünülmüştür. Üremeyle ilgili sorunların veya stratejlerin daha iyi anlaşılabilmesi için 'yaşamöykusü modelleri' teorisi ortaya atılmıştır (97). Bu teoriye göre, organizmalar başarılı bir üreme sağlamaya çalışırken intrinsik ve ekstrinsik olarak sınırlandırılmışlardır (97). Örneğin, Sloboda ve ark. (2011) tarafından bildirildiği gibi, olgunlaşmamış bir organizma, üreme aktivitesi göstermeden önce büyüme ve gelişme için enerji depolar fakat bu enerji yalnızca cinsel olgunluğa erişildiği dönemde üreme fonksiyonları için kullanılabilir duruma gelir (98). Bu bağlamda da enerjinin yetersiz olduğu durumlarda üremenin ertelendiği, şartların normalleştiği durumlarda da üremenin yeniden başladığı bildirilmiştir. Öte yandan, yine Sloboda ve ark. (2011), organizmanın yaşamın ilk aşamalarında zor şartlar altında kalmasının, üreme aktivitesini erkene almasına neden olduğunu bildirmiştir. Çünkü yaşamın ilk aşamasındaki zor şartların yüksek düzeyde ölüme neden olma olasılığını dikkate alan organizmanın, üremeyi erken döneme çekerek bu negatif etkinin olumsuz tesirlerinden kurtulmaya çalıştığı düşünülmektedir (99; 100; 101). Prenatal dönemde de fetusun annedeki olumsuz şartları algılayarak kendisi için bir strateji geliştirdiği ve 'ölmeden önce mümkün olduğunca çok defa üremesi gerektiği' sonucuna vararak hem doğum sonrası gelişimini hem de hem de üreme performansını artırdığı bildirilmiştir (97). Bu teori, mevcut çalışmada elde edilen bulgularla oldukça uyumludur. Gebeliğin

12-13.günlerinde poli i:c verilen grupta kendi kontrolüne göre postnatal gelişim daha hızlı olmuş ve puberta daha erken şekillenmiştir. Bununla beraber, 14.-15. Günlerde poli i:c enjekte edilen grupta benzer bir etkinin görülmemiş olması, nöronal gelişim döneminin oldukça önemli olabileceğini ve bu tür stratejilerin geliştirilmesinin zamana veya fizyolojik döneme bağlı olabileceğini göstermektedir. Bu tür bir stratejinin geliştirilmesinde hipotalamusun gelişiminin de önemli bir faktör olabileceği göz ardı edilmemelidir. Bu konuda yeni çalışmaların yapılması gerektiği aşikârdır.

Diğer gruplarla karşılaştırıldığında 12-13. günde poli i:c enjekte edilen annelerden doğan yavrularda pubertanın erkenden oluşması ile ilgili olarak başka bazı spekülasyonlar da yapılabilir. Poli i:c yapısal olarak nöronal büyüme faktörlerine benziyor olabilir ve bu büyüme faktörlerinin etkileri özellikle hipotalamik çekirdeklerin gelişimlerinin başlangıç dönemlerinde daha baskın bulunabilir. Fakat bu konuda herhangi bir çalışmaya rastlanmamıştır. Öte yandan bir diğer alternatif olarak, fetal hipotalamik çekirdeklerin gelişim dönemlerinin başlangıcında uygulanacak bir strese karşı oluşturulan tepki üremenin daha erkenden aktivasyonuna yol açmış olabilir. Viral enfeksiyonların çeşitliliği, kolaya bulaşması ve tedavilerinin daha zor olması nedeniyle, her iki durumla ilgili olarak yeni çalışmaların yapılması gerekmektedir. Elde edilecek bulgular, günümüzde pubertanın bazı insanlarda erkenden oluşmasına (prekok puberta) ışık tutabilir ve bu bağlamda, bu tür kişilerin annelerinin gebeliklerinde viral bir enfeksiyon geçirip geçirmedikleri incelebilir.

5.1. Poli i:c ve prepubertal ağırlık değişimi

Maternal 12-13. günde poli i:c uygulanması, yavruların sütten kesim ağırlığında artışa neden olmuştur. Ayrıca, maternal 12-13. günlerde poli i:c uygulanan grupta, canlı ağırlıklar sütten kesim sonrası 4 hafta boyunca da hem kendi kontrolüne göre hem de maternal 14-15. günlerde maternal poli i:c uygulanan gruba göre daha yüksek bulunmuştur. Dolayısıyla, vücut ağırlığını kontrol eden sistemin, poli i:c maruziyetine duyarlılığının gebeliğin 12-13. günlerinde daha yüksek olduğu sonucuna varılabilir.

Yapılan literatür taramalarında prenatal poli i:c uygulamasını takiben yavrularda kilo artışı ve erken pubertaya ilişkin bir çalışmaya rastlanmamıştır. Öte yandan sistemik olarak gebe ratlara poli i:c uygulandığında annelerde kilo kaybı görülmüştür (30, 42). Bu kilo kaybının yavrularda da düşük doğum ağırlığı ve gelişim yetersizliği yapması muhtemeldir. Çünkü Gereltsetseg ve ark. (2012) yaptıkları çalışmada dişi anne sıçanlarda beslenme yetersizliğinin fetüste intrauterin büyüme geriliği nedeniyle dişi yavrularda puberta başlangıcını geciktirdiğini tespit etmişlerdir. Ayrıca doğumdan sonra bu yavrularda iyi bir beslenme uygulamasının da bu durumu değiştirmediğini vurgulamışlardır (102). Ancak, tez çalışmasında, 12-13. Günlerde poli i:c uygulanan grupta ağırlık düşüklüğünden ziyade deneme boyunca ağırlık artışı gözlenmiştir. Bu durum da beslenme yetersizliğinin kompanze edilmiş olabileceğini ya da bu dönemde uygulanan poli i:c'nin iştah mekanizmalarını aktive etmiş olabileceğini düşündürmektedir.

5.2. Poli i:c ve Puberta

Çalışmamızda puberta ve östrus siklusları literatüre göre genel olarak uzun bulunmuştur. Bunun nedeni ile ilgili olarak deney hayvanları üretiminin ısı, ışık gibi parametreleri detaylıca kontrol edilmiş ve normal olduklarına kanaat getirilmiştir. Ayrıca yemin enerji içeriği de incelenmiş, başka çalışmalarda yeme ilave enerji katılması da problemi çözememiştir. Bu durum çalışmayı yapan kişi ile de ilgili değildir. Çünkü farklı çalışmalarda da benzer sonuçlar alınmıştır. Bu farklılığın ortaya çıkarılabilmesi için uzun vadeli çalışmalara ihtiyaç bulunmaktadır.

Yaşamöyküsü modeller teorisi pubertaya erişimin gebeliğin 12.-13 günlerinde enjekte edilen grupta erkenden şekillenmesini açıklayabilmektedir. Fakat spesifik mekanizmaların neler olabileceği açık değildir. Bu dönemde, poli i:c uygulaması nöronal gelişmeyi doğrudan etkileyerek pubertanın daha erken oluşmasına yol açmış olabilir. Memelilerde pubertenin başlaması için gerekli GnRH nöronlarının üretimi sıçanlarda embriyonik 12. gün pik yapmaktadır. İlk nöroendokrin hücreler ise embriyonik 11-12. günler arasında oluşmaktadır (62). Çalışmamızda, GnRH üretiminin pik yaptığı dönemde (12-13. günler) poli i:c yapılan grup pubertaya daha erken ulaşmıştır. Bu dönemde uygulanan poli i:c'nin GnRH nöronlarını etkileyerek pubertanın erkenden oluşmasına yol açtığı düşünülebilir. Her ne kadar tez çalışmasında LH ve FSH hormonları açısından gruplar arasında bir farklılık belirlenmemiş olsa da bu hormonlar puberta sonrası ölçüldüğü için döngüsel değişimler ve geribildirim mekanizmaları böyle bir etkinin ortaya çıkmasını zorlaştırmış olabilir. Fakat yine de beynin özellikle de kisspeptin nöronlarının plastisitesini gözardı etmek mümkün değildir.

Poli I:c 12. Günde verildiğinde yavrunun canlı ağırlığını artırmıştır. Bunun nedenlerinin belirlenmesi oldukça önemlidir. Bu açıdan yaklaşıldığında aşağıdaki yorumlar yapılabilir:

1. Poli i:c gebelik ve gebelik dışı dönemlerde enjekte edilen sıçanlarda geçici bir iştahsızlık ve kilo kaybına yol açmaktadır (28). Dolayısıyla mevcut çalışmada da gebe sıçanlarda enjeksiyon sürecinde kilo kaybının oluşmuş olması olasıdır. Böylesi bir durumun fetüs üzerine olumsuz etki yaparak gelişimde bir duraksamaya yol açmış olması da muhtemeldir (28). Fakat daha sonraki aşamalarda bu kilo kaybının kompanze edildiği hatta bu kilo kaybını tolare etmek için vücudun normalden daha büyük bir tepki verdiği düşünülebilir.

2. Poli i:c annede iştahsızlık ve kilo kaybına yol açmış olmakla beraber fetusun ağırlığında bir değişiklik oluşturmamış olabilir. Fakat böylesi bir durumda annede açığa çıkan bazı metabolik (örneğin ketoasitler v.s.) veya enflamatuar faktörler (örneğin IL-1beta v.s.) etkisiyle fetusun büyümesi tetiklenmiş olabilir. Nitekim doyma ve nöroendokrin kontrol ile ilgili olan ventromedial çekirdek ve iştah ile ilgili olan lateral hipotalamik alandaki nöronların pik gelişim dönemi, çalışmamızın yapıldığı dönemdir (62). Esasen lateral hipotalmik alanın gelişim dönemi embriyonik 12-13. günler olduğundan, bu çekirdeğin gelişimine poli i:c'nin yapmış olduğu muhtemel etki çalışmamızda da 14-15. günlerde gözlenmemiştir. Böylesi olası bir etkininin mekanizmaları hakkında detaylı çalışmalara ihtiyaç vardır.

3. Gebelik döneminde enjekte edilen poli i:c annede kilo kaybına yol açarken aynı zamanda annede yavrunun büyümesiyle ilgili mekanizmaları gereğinden fazla aktifleştirmiş olabilir. Örneğin bu aşamada enjekte edilen poli i:c meme gelişimi ve süt üretimini pozitif yönde etkilemiş olabilir. Prolaktin salınımında önemli olan

arkuat nükleus da gebeliğin 13-15. günleri arasında pik gelişim göstermekle beraber (62), poli i:c'nin buradaki nöronlar üzerine nasıl bir etki yaptığı bilinmemektir.

4. Gebelik döneminde anneye yapılan poli i:c enjeksiyonları, fetusda büyümeyle ilgili bazı mekanizmaları kalıcı olarak programlamış olabilir. Bunlar arasında iskelet ve kas gelişimi, karaciğer ve pankreas gelişimi veya vücut yağlılığı olabilir. Nitekim, Garay ve ark. (2013) poli i:c ile maternal immun aktiasyonunun farelerde beyin sitokin düzeylerini kalıcı olarak etkilediğini tespit etmişlerdir. Embriyonik 12-13. günler arasında poli i:c enjekte edilen gebe sıçanların yavrularında sosyal etkileşimde gerilik, iletişimde yetersizlik, hafızada sorunlar ve ventriküllerde genişleme ile ilgili birçok kalıcı sorun tespit edilmiştir. Bununla beraber, vücut gelişimi, kilo kazancı veya yeme-içme davranışlarını inceleyen çalışma bulunmamaktadır (102). Oysaki mevcut çalışamadan elde edilen sonuçlar tüm bunların incelenmesi gerektiğini ortaya koymaktadır.

Pubertaya diğer gruplardan daha erken ulaşılması ister GnRH nöronlarının etkilenmesi veya isterse dolaylı olarak ağırlık artışı nedeniyle gerçekleşsin, oldukça önemli bir bulgudur ve bu konuda yeni araştırmaların yapılması gerektiğini ortaya koymaktadır. Hatta çalışmadan elde edilen sonuçlar, bu dönemin oldukça kritik bir dönem olduğunu göstermektedir. Çünkü 14-15. günlerde yapılan poli i:c'nin böyle bir etkisi tespit edilmemiştir.

Epidemiyolojik çalışmalar, gebelik sürecinde geçirilen enfeksiyonların yavrularda postnatal dönemde beyin gelişimini olumsuz yönde etkileyebileceğini ve nörogelişimsel bozukluklar açısından ciddi bir risk faktörü oluşturduğunu göstermektedir (14, 34, 44, 45, 68, 103). Forest ve ark.(2012) yavruların beyin gelişimini ineceledikleri çalışmalarında gebe sıçanlara e14, e16 ve e18. günler de 10 mg/kg'dan poli i:c enjekte etmişlerdir. Postnatal 21. günde sonlandırdıkları deneyde başta nöral gelişim ve sinaptik ileti ile ilişkili moleküller etkilenmek üzere beyindeki seçici molekül değişiminin poli i:c tarafından indüklendiği görülmüştür (34). Garbett ve ark. gebelikte poli i:c uygulayarak oluşturdukları MIA'nın embriyonik beyinde güçlü ve yaygın gen ekspresyon değişikliklerine neden olduğunu tespit etmişlerdir (104). Landrigan ve Soto yaptıkları çalışmada, erken prenatal ve neonatal gelişim boyunca yaşanan olumsuz durumların bireyin ileriki yaşamında pubertal zamanlamayı değiştirebileceğini vurgulamışlardır (79, 80). Dolayısıyla tüm bu çalışmalar, GnRH nöronal gelişiminin de poli i:c uygulamasından etkilenme olasılığını artırmaktadır.

Gebelik sırasında maternal enfeksiyonların zamanlaması, yavrularda nörogelişimsel yanıt ya da sonuçlarda çok önemli bir rol oynadığı görülmektedir. Farklı nörogelişimsel programlar, farklı evrelerde etkilenir ve farklı yanıtlarla sonuçlanır (4). Nitekim, Le ve ark. (2010) yaptıkları bir çalışmada viral analoglara erken maruziyetin geç maruziyete oranla daha geniş davranış bozuklukları ve nöroanatomik sekelleri tetiklediğini vurgulamışlardır (19). Farelere e9 ve e17. günler de poli i:c uygulayarak yaptıkları bir diğer çalışmada ise farklı davranış bozuklukları, nöropatolojik farklılıklar ve akut sitokin yanıtlar elde etmişlerdir (45). Dolayısıyla, poli i:c'nin çalışmamızdaki gibi farklı dönemlerde uygulanmasının farklı etkiler oluşturabileceğine ilişkin kanıtlar bulunmaktadır.

Maternal dönemde poli i:c uygulaması, primordiyal, primer, preantral, antral ve Graaf hücre sayısında bir değişiklik oluşturmamış ve korpus luteum kalınlığını etkilememiştir. Dolayısıyla gebelik döneminde uygulanan poli i:c'nin ovaryum aksından ziyade hipotalamik aksı etkilemiş olması daha olasıdır. Maternal 12-13. günde poli i:c uygulamasının yavrularda atretik folikül sayısını artırmış olmasının nedeni ise bilinmemektedir.

Sitokinler, büyüme faktörleri (105) ve pubertal başlangıçtan sonra artan FSH dalgaları (68) folikülleri atreziden korumaktadır (105). Poli i:c ile ilgili çalışmalarda uygulamayı takiben iki saat içinde annede, pro-inflamatuvar sitokinler olan interlökin (IL)-6, tümör nekroz faktör (TNF)- (30, 41) ve IL-1β'nın (41) plazma seviyeleri artıp, hipotalamus-hipofiz-adrenal (HPA) yanıtlar oluşmaktadır (43). TNF-α granüloza hücrelerde, hücre ölümü ve çoğalmanın her ikisini de uyarabilmektedir. Östrojen, insülin benzeri büyüme faktörü (IGF), FSH, IL-1β ve IL-6 granüloza hücrelerin hayatta kalma faktörleri olarak karakterizedir. Çalışmamızda FSH ve LH seviyeleri açısından bir farklılık görülmemiştir. Fakat diğer faktörlerin poli i:c enjeksiyonu sonrasında atreziye uğramayı nasıl tetiklediği bilinmemektedir. Ayrıca gebeliğin 12-13. günlerinde poli i:c'nin atreziyayı etkilerken 14-15. Günlerinde enjekte edilen poli i:c'nin neden atreziyi neden etkilemediği bilinmemektedir. Poli i:c'nin zamana bağlı olarak dinamik bir işlevi (atrezi) kalıcı olarak programlamış olması üzerinde durulması gereken bir bulgudur.

6. SONUÇ VE ÖNERİLER

Tez çalışmasından elde edilen sonuçlar aşağıdaki gibi sıralanabilir:

- Viral mimetik poli i:c enjeksiyonunun etkisi gebeliğin dönemine bağlıdır. Fetal hipotalamik çekirdeklerin gelişimlerinin meydana geldiği zaman diliminin başında yapılan poli i:c (gebeliğin 12-13. günleri) postnatal dönemde yavruların ağırlıklarını artırmış ve pubertaya daha kısa sürede ulaşmaya neden olmuş ve atretik folikül sayısını azaltmıştır. Fakat hipotalamik çekirdeklerin gelişimlerinin sonunda (gebeliğin 14-15. günleri) yapılan poli i:c enjeksiyonunun ise böyle bir etkisi gözlenmemiştir. Dolayısıyla sıçanlarda gebeliğin dönemleri arasındaki 1-2 günlük fark, organizmanın tepkisinde büyük farklılıklara yol açabilmektedir.
- Fetal hipotalamik çekirdeklerin gelişiminin başlangıç aşaması, viral mimetiklerin etkisine karşı duyarlılığın olduğu bir aşamadır.

Viral enfeksiyonların çeşitliliği, bulaşma olasılıklarının yüksekliği ve tedavilerinin zor olması ve ayrıca tez çalışmasından elde edilen bulguların potansiyel önemi; hipotalamik çekirdeklerin gelişimlerinin dikkate alınarak yeni çalışmaların yapılması gerekliliğini ortaya koymuştur.

KAYNAKLAR

1. MacDonald, I.A., Kuehn, M.J. (2012). Offense and defense: microbial membrane vesicles play both ways. *Research in Microbiology*, 163(9-10), 607-618.
2. Peters, B.M., Jabra-Rizk, M.A., O'May, G.A., Costerton, J. W., Shirtliffb, M.E. (2012). Polymicrobial interactions: impact on pathogenesis and human disease. *Clinical Microbiology Reviews*, 25(1), 193–213.
3. Velu, P., Gravett, C.A., Roberts, T.K., Wagner, T.A., Zhang, J.S.F., Rubens, C.E., Michael, G., Harry Campbell, H., Igor Rudan, I. (2011). Epidemiology and aetiology of maternal bacterial and viral infections in low- and middle-income countries. *Journal of Global Health,* 1(2), 171-188.
4. Burd, I., Balaksihnan, B., Kannan, S. (2012). Models of fetal brain injury, intrauterine inflammation, and preterm birth. American *Journal of Reproductive Immunology*, 67 (4), 287-294.
5. Smith, S.E.P., Li, J., Garbett, K., Mirnics, K., Patterson, P.H. (2007). Maternal immune activation alters fetal brain development through interleukin-6. *Journal of Neuroscience*, 3, 27(40), 10695-10702.
6. Meyer, U., Feldon, J., Schedlowski, M., Yee, B.K., (2005). Towards an immune-precipitated neurodevelopmental animal model of schizophrenia. *Neuroscience and Biobehavioral*, 29(6), 913-947.
7. Marchant, A., Appay, V., Sande, M., Dulphy, N., Liesnard, C., Kidd, M., Kaye, S., Ojuola, O., Gillespie, G.M.A., Cuero, A.L.V., Cerundolo, V., Callan, M., McAdam, K.P.W.J., Rowland-Jones, S.L., Donner, C., McMichael, A.J., Whittle, H. (2003). Mature CD8+ T lymphocyte response to viral infection during fetal life. *Journal of Clinical Investment*, 111(11), 1747–1755.
8. Malaeb, S., Dammann, O. (2009). Fetal inflammatory response and brain injury in the preterm newborn. *Journal of Child Neurology,* 24(9),1119-1126.

9. Zuckerman, L., Weiner, I., (2005). Maternal immune leads to behavioral and pharmacological changes in the adult offspring. *Journal of Psychiatric Research,* 39(3), 311-323.
10. Soumiya, H., Fukumitsu, H., Furukawa, S. (2011). Prenatal immune challenge compromises the normal course of neurogenesis during development of the mouse cerebral cortex. *Journal of Neuroscience Research,* 89(10), 1575-1585.
11. Bitanihirwe, B.K.Y., Peleg-Raibstein, D., Mouttet, F., Feldon, J., Meyer, U. (2010). Late prenatal immune activation in mice leads to behavioral and neurochemical abnormalities relevant to the negative symptoms of schizophrenia. *Neuropsychopharmacology*, 35(12), 2462-2478.
12. Wolff, A.R., Bilkey, D.K. (2008). Immune activation during mid-gestation disrupts sensorimotor gating in rat offspring. *Behavioural Brain Research*, 190(1), 156-159.
13. Miranda, J., Yaddanapudi, K., Hornig, M., Villar, G., Serge, R., and Lipkin, W.L. (2010). Induction of toll-like receptor 3-mediated immunity during gestation inhibits cortical neurogenesis and causes behavioral disturbances. *mBio*, 1(4), 00176-10000.
14. Gilmore, J.H., Jarskog, L.F., Vadlamudi, S. (2005). Maternal poly I:C exposure during pregnancy regulates TNFα, BDNF, and NGF expression in neonatal brain and the maternal-fetal unit of the rat. *Journal of Neuroimmunology*, 159(1-2), 106-112.
15. Faust, K., Sathirapongsasuti, J.F., Izard, J., Segata, N., Gevers, D., Raes, J., Huttenhower, C. (2012). Microbial co-occurrence relationships in the human microbiome. *PLoS Computational Biology*, 8(7), 1-17.

16. Roberfroid, M., Gibson, G.R., Hoyles, L., McCartney, A.L., Rastall R, Rowland, I., Wolvers, D., Watzl, B., Szajewska, H., Stahl, B., Guarner, F., Respondek, F., Whelan, K., Coxam, V., Davicco, M.J., Léotoing, L., Wittrant, Y., Delzenne, N.M., Cani, P.D., Neyrinck, A.M., Meheust, A. (2010). Prebiotic effects: metabolic and health benefits. *British Journal of Nutrition,* 104 (2), S1-63.
17. Furr, S.R., Marriott, I. (2012). Viral CNS infections: role of glial pattern recognition receptor in neuroinflammation. *Frontiers in Microbiology*, 3(201), 1-12.
18. Bonthius, D.J., Perlman, S. (2007). Congenital viral infections of the brain: lessons learned from lymphocytic choriomeningitis virus in the neonatal rat. *PLoS Pathogens*, 3(11), 1541-1550
19. Li, Q., Cheung, C., Wei, R., Cheung, V., Hui, E.S., You, Y., Wong, P., Chau, S.E., McAlonan, G.M., Wu, Ed. X, (2010). Voxel-based analysis of postnatal white matter microstructure in mice exposed to immune challenge in early or late pregnancy. *Neuroimage*, 52(1), 1-8.
20. Silverman, M.N., Pearce, B.D., Biron, C.A., Miller, A.H. (2005). Immune modulation of the hypothalamic-pituitary-adrenal (HPA) axis during viral infection. *Viral Immunoloji*, 18(1), 41-78.
21. Patro, I.K., Amit, Shrivastava, M., Bhumika, S., Patro, N. (2010). Poly I:C induced microglial activation impairs motor activity in adult rats. *Indian Journal of Experimental Biology*, 48(2), 104-109.
22. Schulz, O., Diebold, S.S., Chen, M., Naslund T.N., Nolte, M.A., Alexopoulou, L., Azuma, Y-T., Flavell, R.A., Liljeström, P., Sousa C.R.E., (2005). Toll-like receptor 3 promotes cross-priming to virus-infected cells. *Nature Publishing Group*, 433(7028), 887-892.
23. Ichinohe, T., Watanabe, I., Ito, S., Fujil, H., Moriyama, M., Tamura, S-İ., Takahashi, H., Sawa, H., Chiba, J., Kurata, T., Sata, T., Hasegawa, H. (2005). Synthetic double-stranded RNA poly(I:C) combined with mucosal vaccine protects against influenza virus infection. *Journal of Virology*, 79(5), 2910-2919.

24. Jacobs, B., Langland, J.O., (1996). When two strands are better than one: the mediators and modulators of the cellular responses to double-stranded RNA. *Virology*, 219(2), 339-349.

25. Meyer, U., Nyffeler, M., Yee, B.K., Knuesel, I., Feldon, J., (2008). Adult brain and behavioral pathological markers of prenatal immune challenge during early/middle and late fetal development in mice. *Brain, Behavior and Immunity*, 22(4), 469-486.

26. Bon, A.L., Schiavoni, G., D'Agostino, G., Gresser, L., Belardelli, F., Tough, D.F., (2001). Type I interferons potently enhance humoral immunity and can promote isotype switching by stimulating dendritic cells in vivo. *Immunity*, 14(4), 461-470.

27. Matijevic, T., Payelic, J., (2012). Poly (I:C) treatment influences the expression of calreticulin and profilin-1 in a human HNSCC cell line: A proteomic study. *Tumour Biology*, 33(4), 1201-1208.

28. Bronson, S.L., Ahlbrand, R., Horn, P.S., Kern, J.R., Richtand, N.M. (2011). Individual differences in maternal response to immune challenge predict offspring behavior: contribution of environmental factors. *Behavioral Brain Research*, 220(1), 55-64.

29. Zuckerman, L., Rehavi, M., Nachman, R., Weiner, I., (2003). Immune activation during pregnancy in rats to a postpubertal emergence of disrupted latent inhibition, dopaminergic hyperfunction, and altered limbic morphology in the offspring: a novel neurodevelopmental model of schizophrenia. *Neuropsychopharmacology*, 28(10), 1778-1789.

30. Fortier, M-E, Kent, S., Ashdown, H., Poole, S., Boksa P., Luheshi, G. N., (2004). The viral mimic, polyinosinic:polyctidylic acid, induces fever in rats via an interleukin-1-dependent mechanism. *American Journal of Physiology, Regulatory, Integrative and Comparative Physiology*, 287(4), R759-R766.

31. Ritter, M., Mennerich, D., Weith, A., Peter Seither, P. (2005). Characterization of toll-like receptors in primary lung epithelial cells: strong impact of the TLR3 ligand poly(I:C) on the regulation of Toll-like receptors, adaptor proteins and inflammatory response. *Journal of Inflammation*, 2(16), 1-15
32. Jack, C.S., Arbour, N., Manusow, J., Montgrain, V., Blain, M., McCrea, E., Aaron, Shapiro, A., Antel, J.P. (2005). Responses in human microglia and TLR signaling tailors innate immune astrocytes. *Journal of Immunology,* 175(7), 4320-4330.
33. Suh, H-S, Zhao, M-L, Choi, N., Belbin T.J., Brosnan, C.F., Lee, S.C., (2009). TLR3 and TLR4 are innate antiviral immune receptors in human microglia: role of IRF3 in modulating antiviral and inflammatory response in the CNS. *Virology*, 392(2), 246-259.
34. Forrest, C.M., Khalil, O.S., Pisar, M., Smith, R.A., Darlington, L.G., Stone, T.W., (2012). Prenatal activation of Toll-like receptors-3 by administration or the viral mimetic poly(i:c) changes synaptic proteins, N-methyl-D-aspartate receptors and neurogenesis markers in offspring. *Molecular Brain*, 5(22), 1-12.
35. Kopp, E.B., Medzhitov, R., (1999). The Toll-receptor family and control of innate immunity. *Current Opinion in Immunology,* 11(1), 13-18.
36. Jasani, B., Navabi, H., Adams, M., (2009). Ampligen: a potential toll-like 3 receptor adjuvant for immunotherapy of cancer. *Vaccine*, 27(25-26), 3401-3404.
37. Navarro, L., David, M., (1999). P38-dependent activation of interferon regulatory factor 3 by lipopolysaccharide. *Journal of Biological Chem*istry, 274(50), 35535-35538.
38. Lee, H., Park, C., Cho, I., Kim, H.Y., Jo E-K., Lee, S., Kho, H-S., Choi, S-Y., Oh, S.B., Park, K., Kim, J.S., Lee, S.J. (2007). Double, stranded RNA induces İNOS gene expression in Schwann cells, sensory neuronal death, and peripheral nevre demyelination. *Glia*, 55 (7), S712-722.

39. Meyer, U., Yee, B.K., Feldon, J., (2007). The neurodevelopmental impact of prenatal infections at different times of pregnancy: the earlier the worse? *Neuroscientist*, 13(3), 241-256.
40. Matsushita, K., Satoh, T., Kawagoe, T., Miyake, T., Kumagai, Y., Kato, H., Guo, Z., Kumar, H., Jang, M.H., Kawai, T., Tani, T., Takeuchi, O., Akira, S. (2009). Poly I:C –induced activation of NK cells by CD8α^+ dendritic cells via the IPS-1 and TRIF- dependent pathways. *The Journal of Immunology*, 183, 2522-2528.
41. Cunningham, C., Campion, S., Teeling, J., Felton, L., Perry, V.H., (2007). The sickness behaviour and CNS inflammatory mediator profile induced by sysyemic challenge of mich with synthetic double-stranded RNA (poly I:C). *Brain, Behavior and Immunity*, 21(4), 490-502.
42. Blechman, j., Borodovsky, N., Eisenberg, M., Nabel-Rosen, H., Grimm, J., Levkowitz, G., (2007). Specification of hypothalamic neurons by dual regulation of the homeodomain protein orthopedia. *Development,* 134(24), 4417-4426.
43. Ellis, S., Mouihate, A., Pittman, Q.J., (2006). Neonatal programming of the rat neuroimmune response: stimulus specific changes elicited by bacterial and viral mimetics. *Journal of Physiology*, 571(3), 695-701.
44. Brown, A.S., (2006). Prenatal infection as a risk factor for schizophrenia. *Schizophrenia Bulletin*, 32(2), 200-202.
45. Meyer, U., Nyffeler, M., Engler, A., Urwyler, A., Schedlowski, M., Knuesel, I., Yee, K.B., Feldon, J., (2006). The time of prenatal immune challenge determines the specificity of inflammation-mediated brain and behavioral pathology. *Journal of Neuroscience*, 26(18), 4752-4762.
46. Brown, A.S., Derkits, E.J., (2010). Prenatal infection and schizophrenia: A rewiev of epidemiologic and translational studies. *American Journal of Psychiatry*, 167(3), 261-280.

47. Patterson, P.H., (2009). Immune involvement in schizophrenia and autism: Etiology, pathology and animal models. *Behavioural Brain Research*, 204(2), 313-321.
48. Pruett, S.B., Fan, R., Zheng, Q., (2003). Acute ethanol administration profoundly alters poly I:C-induced cytokine expression in mice by a mechanism that is not depent on corticosterone. *Life Sciences*, 72(16), 1825-1839.
49. Mandal, M., Marzouk, A.C., Donnelly, R., Ponzio, N.M. (2010). Preferential development of Th17 cells in offspring ofimmunostimulated pregnant mice. *Journal of Reproductive Immunology*, 87, 97-100.
50. Yee, N., Ribic, A., Coenen de Roob, C., Fuchs, E. (2011). Differential effects of maternal immune activation and juvenile stres on anxiety-like behaviour and physiology in adult rats: no evidence fort he ''double-hit hypothesis''. *Behavioural Brain Research*, 224, 180-188.
51. Piontkewitz, Y., Arad, M., Weiner, I. (2011). Tracing the development of psychosis and its prevention: What can be learned from animal models. *Neuropharmacology,* 62(3):1273-1289.
52. Zhang, Y., Cazakoff, B.N., Thai, C.A., Howland, J.G.(2013). Prenatal exposure to a viral mimetic alters behavioural flexibility in male, but not female, rats. *Neuropharmacology*, 62(3), 1299-1307.
53. Deslauriers, J., Larouche, A., Sarret, P., Grignon, S. (2013). Source combination of prenatal immune challenge and restraint stress affects prepulse inhibition and dopaminergic/GABAergic markers. *Progress in Neuro-Psychopharmacology & Biological Psychiatry*, 19(45C), 156-164.
54. Mandal, M., Donnelly, R., Elkabes, S., Zhang, P., Davini, D., David, B.T., Ponzio, N.M. (2013). Maternal immune stimulation during pregnancy shapes the immunological phenotype of offspring. *Brain, Behavior, and Immunity*, 10.1016/j.bbi.2013.04.012.

55. Willi, R., Harmeier, A., Giovanoli, S., Meyer, U. (2013). Altered GSK3b signaling in an infection-based mouse model of developmental neuropsychiatric disease. *Neuropharmacology*, 73, 56-65.
56. Tang, B., Jia, H., Kast, R.J., Thomas, E.A. (2013). Epigenetic changes at gene promoters inresponse toimmune activation in utero. *Brain, Behavior, and Immunity*, 30, 168–175.
57. Szarek, E., Cheah, P-K., Schwards, J., Thomas, P., (2010). Molecular genetics of the developing neuroendocrine hypothalamus. *Molecular and Cellular Endocrinology*, 323(1), 115-123.
58. Acampora, D., Postiglione Pia, M., Avantaggiato, V., Bonito Di, M., Vaccarino, M.F., Michaud, J., Simeone, A. (1999). Progressive impairment of developing neuroendocrine cell lineages in the hypothalamus of mice lacking the orthopedia gene. Genes Dev., 13(21):2787-8000.
59. Richard, J.S., Pangas, S.A., (2010). The ovary: basic biology and clinical implications. *The Journal of Clinical Investigation*, 120(4), 963-972.
60. Herman, A., Kozlowskı, H., Czauderna, M., Kochman, K., Kulon, K., Gajewska, A., (2012). Gonadolıberın (GnRH) and its copper complex (Cu-GnRH) enzymatıc degradatıon ın hypothalamıc and pıtuıtary tıssue ın vıtro. *Journal of Physiology and Pharmacology,* 63, (1), 69-75.
61. Allen, M.P., Linseman D.A., Udo, H., Xu, M., Schaack, j.B., Varnum, B., Kandel, E.R., Heidenreich, K.A., Wierman, M.E., (2002). Novel mechanism for gonadotropin-releasing hormone neuronal migration involving gas6/Ark signaling to p38 mitogen-activated protein kinase. *Molecular and Cellular Biology*, 22(2), 599-613.
62. Markakis, E.A. (2002). Development of the neuroendocrine hypothalamus. *Frontiers in Neuroendocrinology*, 23(3), 257-291.
63. Edson, M.A., Nagaraja, A.K., Matzuk, M.M., (2009). The mammalian ovary from genesis to revelation. *Endocrine Reviews,* 30(6), 624-712.

64. Fortune, J.E., (2003). The early stages of follicular development: Activation of primordial follicles and growth of preantral follicles. *Animal Reproduction Science*, 78(3-4), 135-163.
65. Fuko, M., Inoue, N., Manabe, N., Ohkura, S., (2012). Folicullar growth and atresia in mammalian ovaries: regulation by survival and death of granulosa cells. *Journal of Reproduction and Development*, 58(1), 44-50.
66. Kenny, H.A., Woodruff, T.K., (2005). Follicle size class contributes to distinct secretion patterns of inhibin isoforms during the rat estrous cycle. *Endocrinology*, 147(1), 51-60.
67. Young, J.M., McNeilly, A.S., (2010). Theca: the forgotten cell of the ovarian follicle. *Reproduction*, 140(4), 489-504.
68. McGEE, E.A., Hsueh, A.J.W., (2000). Initial and cyclic recruitment of ovarian follicles. *Endocrine Reviews*, 21(2), 200-214.
69. Hırshfıeld, A.N., (1992). Heterogeneity of cell populations that contribute to the formation of primordial follicles in rats. *Biology of Reproduction*, 47(3), 466-472.
70. Hunter, M.G., Robinson, R.S., Mann, G.E., Webb, R., (2004). Endocrine and paracrine control of follicular development and ovulation rate in farm species. *Animal Reproduction Science*, 82-83, 461-477.
71. Fauser, B.C.J.M., Heusden, A.M.V. (1997). Manipulation of human ovarian function: physiological concept and clinical consequences. *Endocrine Review*, 18(1), 71-97.
72. Fenton, S.E., Reed, F.C., Newbold R.R. (2012). Perinatal environmental exposures affect mammary development, function and cancer risk in adulthood. *Annual Reviews of Pharmacology and Toxicology*, 10(52), 455-479.

73. Davila-Esqueda, M.E., Jimenez-Capdeville, M.E., Delgad, J.M., De la Cruz, E., Aradillas-Garcia, C., Jimenez-Suarezb, V., Escobedo, R.F., Llerenas, J.R., (2012). Effects of arsenic exposure during the pre-and postnatal development on the puberty of female offspring. *Experimental and Toxicologic Pathology*, 64(1-2), 25-30.
74. Pignatelli, D., Xiao, F., Gouveia, A.M., Ferreira, J.G., Vinson, G.P., (2006). Adrenarche in the rat. *Journal of Endocrinology*, 191(1), 301-308.
75. Ojeda, S.R., Andrews, W.W., Advıs, J.P., Whıte, S.S. (1980). Recent advances in the endocrinology of puberty. *The Endocrine Society*, 1(3), 228-257.
76. Louis, G.M.B., Gray, L.E., Jr, Marcus, M., Ojeda, S.R., Pescovitz, O.H., Witchel, S.F., Sippell, W., Abbott, D.H., Soto, A., Tyl, R.W., Bourguignon, J-P., Skakkebaek, N.E., Swan, S.H., Golub, M.S., Wabitsch, M., Toppari, J., Euling, S.Y. (2008). Environmental factors and puberty timining: expert panel research needs. *Pediatrics*, 121(1), S192-S207.
77. Ojeda, S.R., Lomniczi, A., Loche, A., Matagne, V., Kaidar, G., Sandau, U.S., Dissen, G.A. (2010). The transcriptional control of female puberty. *Brain Research*, 10(1364), 164-174.
78. Woodruff, T.J., Carlson, A., Schwartz, J.M., Giudice, L.C.(2008). Proceedings of the summit on environmental challenges to reproductive health and fertility: executive summary. *Fertility and Sterility*, 89(2), 281–300.
79. Landrigan, P., Garg, A., Droller, D.B.J. (2003). Assessing the effects of endocrine disruptors in the national children's study. *Environmental Health Perspectives*, 111(13), 1678-1682.
80. Soto, A.M., Vandenberg, L.N., Maffini, M.V., Sonnenschein, C. (2008). Does breast cancer start in the womb? *Basic Clinical Pharmacololgy and Toxicology*, 102(2), 125-133.

81. Barker, D.J.P., Eriksson, J.G, Forsen, T., Osmond, C. (2002). Fetal origins of adult disease: strength of effects and biological basis. *International Journal of Epidemiology*, 31(6), 1235-1239.
82. Golub, M.S., Collman, G.W., Foster, P.M.D., Kimmel, C.A., Rajpert-De Meyts, E., Reiter, E.O., Sharpe, R.M., Skakkebaek, N.E., Toppari, j. (2008). Public health implications of altered puberty timing. *Pediatrics*, 121(1), S218-S230.
83. Goldman J.M., Murr, A.S., Cooper, R.L., (2007). The rodent cycle: characterization of vaginal cytology and its utility in toxicological studies. *Birth Defects Research Part B Developmental and Reproductive Toxicology*,80(2):84-97.
84. Singletary, S.J., Kirsch, A.J., Watson, J., Karim, B.O., Huso, L., Hurn, P.D., Murphy, S.J., (2005). Lack of correlation of vaginal impedance measurements with hormone levels in the rat. *Contemporary Topics in Laboratory Animal Science.,* 44(6), 37-42.
85. Champlın, A.K., Dorr, D.L., Gates, A.H., (1972). Determining stage the of the estrous cycle in the mouse by the apperance of the vagina. *Biology of Reproduction*, 8(4), 491-494.
86. Mustapha, A.R., Bawa, E.K., Ogwu, D., Abdullahı, U.S., Kaıkabo, A.A, Dıarra, S.S., (2011). Effects of ethanolic extract of rynchosia sublobata (schumach) meikle on estrous cycle in wistar rats. *International Medicinal Journal of Aromatic Plants*, 1(2), 122-127.
87. Matt, D.W., Sarver, P.L., Lu, J.K.H., (1987). Relation of parity and estrous cyclicity to the biology of pregnancy in aging female rats. *Biology of Reproduction*, 37(2), 421-430.
88. Le Fevre, J., Mcclintick, M.K., (1988). Reproductive senescence in female rats: a longitudinal study of individual differences in estrous cycles and behavior. *Biology of Reproductıon,* 38(4), 780-789.
89. Wise, P.M. (1994). Neuroendocrine ageing: its impact on the reproductive system of the female rat. *Jeproduction and Fertility Supplement*, 46, 35-46.

90. Akkoyunlu, G., Üstünel, İ., Demir, R., (2009). Sıçan ovaryumunda transforme-edici gelişim faktörü alfa laminin, fibronektin ve desmin'in immünohistokimyasal dağılımı. *Turkish Journal of Biology,* 24(2000), 467-481.

91. Westwood, F.R., (2008). The female rat reproductive cycle: a practical histological guide to staging. *Toxicologic Pathology*, 36(3), 375-384.

92. Huscher, C.H, Brooks, D.L., Johnson, J.R. (2005). A quantitative method for assessing stages of the rat estrous cycle. *Biotechnic & Histochemistry*, 80(2), 79-87.

93. Chappel, P.E., Lydon, J.P., Conneely, O.M., O'Malley, B.W., Levıne, J.E. (1997). Endocrine defects in mice carrying a null mutation for progesterone receptor gene. *Endocrinology.,* 138(10), 4147-4152.

94. Graham, J.D., Clarke, C.L., (1997). Physiological action of progesterone in target tissues. *Endocrine Rewievs*, 18(4), S502-S519.

95. Scharfman, H.E., Kline, N., (2008). Estrogen-growth factor interactions and their contributions to neurological disorders. *Headache*, 48(2), S77-S89.

96. Cameron, M.C. (2011). Maternal programming of reproductive function and behavior in the female rat. *Frontiers in Evolutionary Neuroscience*, 3(10), 1-8.

97. Sloboda, D.M., Hickey, M., Hart, R. (2011). Reproduction in females: the role of the early life environment. *Human Reproduction Update*, 17(2), 210–227.

98. Stearns S.C. (2000). Life history evolution: successes, limitations, and prospects. *Naturwissenschaften*., 87(11), 476-486.

99. Kramera, B.W., Kallapurb, S., Newnhamc, J., Jobeb, A.H. (2009). Prenatal inflammation and lung development. *Seminal Fetal Neonatal Medicine*, 14(1): 2–7

100. Coall, D.A., Chisholm, J.S. (2009). Reproductive development and parental investment during pregnancy: moderating influence of mother's early environment. *American Journal of Human Biology,* 22(2), 143–153.

101. Nettle, D., Coall, D.A., Dickins, T.E. (2010). Early-life conditions and age at first pregnancy in British women. *Proceedings of Royal Society B*, 278(1712), 1721–1727.
102. Gereltsetseg, G., Matsuzaki, T., Iwasa, T., Kinouchi, R., Nakazawa, H., Yamamoto, S., Kuwahara, A., Yasui, T., Irahara, M. (2012). Delay in the onset of puberty of intrauterine growth retarded female rats cannot be rescued with hypernutrition after birth. *The Japan Endocrine Society*, 59(11):963-972.
103. Garay P.A., Hsiao E.Y., Patterson P.H., McAllister A.K. (2013). Maternal immune activation causes age- and region-specific changes in brain cytokines in offspring throughout development. *Brain Behavior and Immunology*, 31, 54-68.
104. Garbett, K.A., Hsiao, E.Y., Kalman, S., Patterson, P.H., Mirnics, K. (2012). Effects of maternal immune activation on gene expression patterns in the fetal brain. *Translational Psychiatry*, 2(4), 1-8.
105. Palma, G.A., Arganaraz, M.E., Barrera, A.D., Rodler, D., Mutto, A.A., Sinowatz, F. (2012). Biology and biotechology of follicle development. *The Scientific World Journal*, 10.1100/2012/938138.

EKLER

Ek 1. Grupların östrus siklusları (#=Sıçan no, P=Proöstrus, E=Östrus, M=Metöstrus, D=Diöstrus)

POLY I:C (Maternal 12-13. gün) #

GÜN	42		44		46		48		50		52		54		56		58		60		62		64		66
1						M	D	D	D	D	D	D	D	D	D	D	P	M	D						
2				P	E	D	D	D	D	D	D	P	M	D											
3					P	M	D	D	D	D	E	M	D												
4	P	E	M	D	D	P	E	M	D																
5					P	M	D	D	D	D	D	P	M	D											
6				P	M	M	D	D	D	D	D	E	M	D											
7		P	M	D	D	D	D	D	D	D	P	M	D												
8							P	M	D	D	P	M	D												
9			P	M	D	D	D	D	D	D	D	D	D	D	D	D	P	M	D						
10				P	M	D	D	D	D	D	D	E	M	D											

SALİN (Maternal 12-13. gün) #

GÜN	42		44		46		48		50		52		54		56		58		60		62		64		66
1					P	M	D	D	D	D	D	D	D	D	D	P	M	D							
2						P	E	D	D	D	D	D	D	D	D	D	D	P	M	D					
3		P	E	D	D	D	D	P	E	M	D														
4						P	E	M	D	D	D	D	D	D	D	D	P	M	D						
5							P	E	M	D	D	D	D	D	D	D	D	P	M	D					
6										P	E	M	D	D	D	D	D	P	E	D					
7												E	M	D	D	D	D	D	P	M	D				
8												P	E	M	D	D	D	D	D	D	D	P	M	D	
9							P	E	M	D	D	D	D	D	D	D	P	M	D						
10															D	D	D	D	D	D	E	M	D		

POLY I:C (Maternal 14-15. gün) #

GÜN	42		44		46		48		50		52		54		56		58		60		62		64		66		
1																E	M	D	D	D	D	D	P	M	D		
2				P	E	M	D	D	D	D	D	D	P	M	D												
3									P	M	D	D	D	D	D	D	D	D	D	P	M	D					
4									P	M	D	D	D	D	P	M	D										
5										D	D	D	D	D	D	D	D	D	D	D	P	M	D				
6								P	E	M	D	D	D	D	D	D	D	E	M	D							
7								P	E	M	D	D	D	D	D	D	D	D	E	M	D						
8																P	M	D	D	D	D	D	D	D	P	M	D
9																		P	M	D	D	D	D	E	M	D	
10																		P	M	D	D	D	D	P	M	M	D

GÜN	42		44		46		48		50		52		54		56		58		60		62		64		66	

SALİN (Maternal 14-15. gün) # 13

	42		44		46		48		50		52		54		56		58		60		62		64		66	
1																P	M	D	D	D	D	D	P	M	D	
2								P	M	D	D	D	P	M	M	D										
3										P	E	M	D	D	D	D	D	D	P	M	M	D				
4									P	M	D	D	P	M	D											
5														P	M	D	D	D	D	D	D	D	D	P	M	D
6														P	M	D	D	D	D	D	D	P	M	D		
7										P	M	D	D	P	M	D										
8							P	M	D	D	D	D	P	M	D											
9							P	M	D	D	D	P	M	M	D											

EK 2. Etik Kurul Raporu

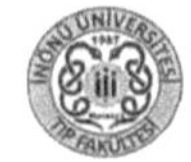

İNÖNÜ ÜNİVERSİTESİ

TIP FAKÜLTESİ

DENEY HAYVANLARI ETİK KURULU KARARI

Toplantı Tarihi : 11-01-2012
Toplantı Yeri : Tıp.Fak.Toplantı Salonu-Malatya
Araştırma Protokol no.su : 2012/A-05
Deneyde Kullanılacak Hayvanın Türü : *Rat*
Deneyde Kullanılacak Hayvanın Soyu : Wistar-Albino
Deneyde Kullanılacak Hayvanın Cinsiyeti : ☐E ☒D ☐Farketmez
Deneyde Kullanılacak Hayvanın Sayısı : 20 adet
Deneyde Kullanılacak Hayvanın Yaşı ve Ağırlığı: Gebe, yetişkin fare ve doğan yavruları

Tıp Fakültesi Öğretim Üyelerinden **Prof. Dr. Sedat YILDIZ**'ın yürütücüsü olduğu "**Maternal sentetik çift zincirli RNA uygulanmasının dişi sıçan yavrularının üreme sistemi üzerine etkileri**" isimli 2012/A-05 Protokol no.lu çalışmanın dosyası incelendi.

Adı geçen araştırmanın; araştırma protokolüne tamamen uyulmak, İnönü Üniversitesi Tıp Fakültesi Deney Hayvanları Etik Kurul Yönergesi'nde belirtilen hususlar yerine getirilmek ve sorumluluk araştırıcılara ait olmak üzere çalışmanın yapılmasında herhangi bir etik sakınca bulunmadığına oy birliği ile karar verildi.

Prof.Dr.Yusuf TÜRKÖZ Başkan	Doç.Dr. Abdurrahman KARAMAN Başkan Yard.	Prof.Dr. Selim DOĞANAY Üye katılmadı
Doç.Dr. M.Arif ALADAĞ Üye	Yrd.Doç.Dr.Mehmet KARATAŞ Üye	Yrd.Doç.Dr. Mustafa KARAKAPLAN Üye
Vet.Hek.M.Zafer BOZDAĞ Üye	Salih AVCI Sivil Üye	Ahmet GÖNÜLLÜOĞLU Sivil Üye katılmadı

ÖZ GEÇMİŞ

2001 yılında Ondokuz Mayıs Üniversitesi Sinop Sağlık Yüksekokulu Hemşirelik Bölümüne kayıt yaptırdı. 2002 yılında İnönü Üniversitesi Sağlık Yüksekokuluna yataş geçiş yaptı. 2004 yılında buradan mezun oldu. Aynı dönemde İnönü Üniversitesi Turgut Özal Tıp Merkezi Pediatri Hematoloji-Onkoloji servisine atandı. 2010 yılında İnönü Üniversitesi Sağlık Bilimleri Enstitüsü Fizyoloji Anabilim Dalında yüksek lisans öğrenimine başladı ve 2013 yılında buradan mezun oldu. Şu anda aynı anabilim dalında doktora eğitimime devam etmektedir.

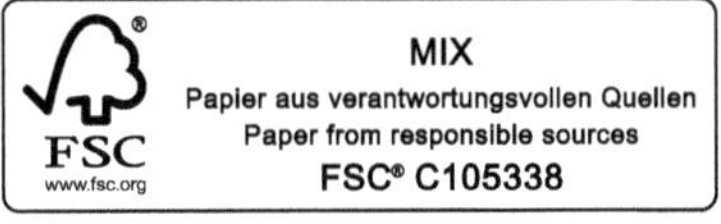

Printed by Books on Demand GmbH, Norderstedt / Germany